T0015224

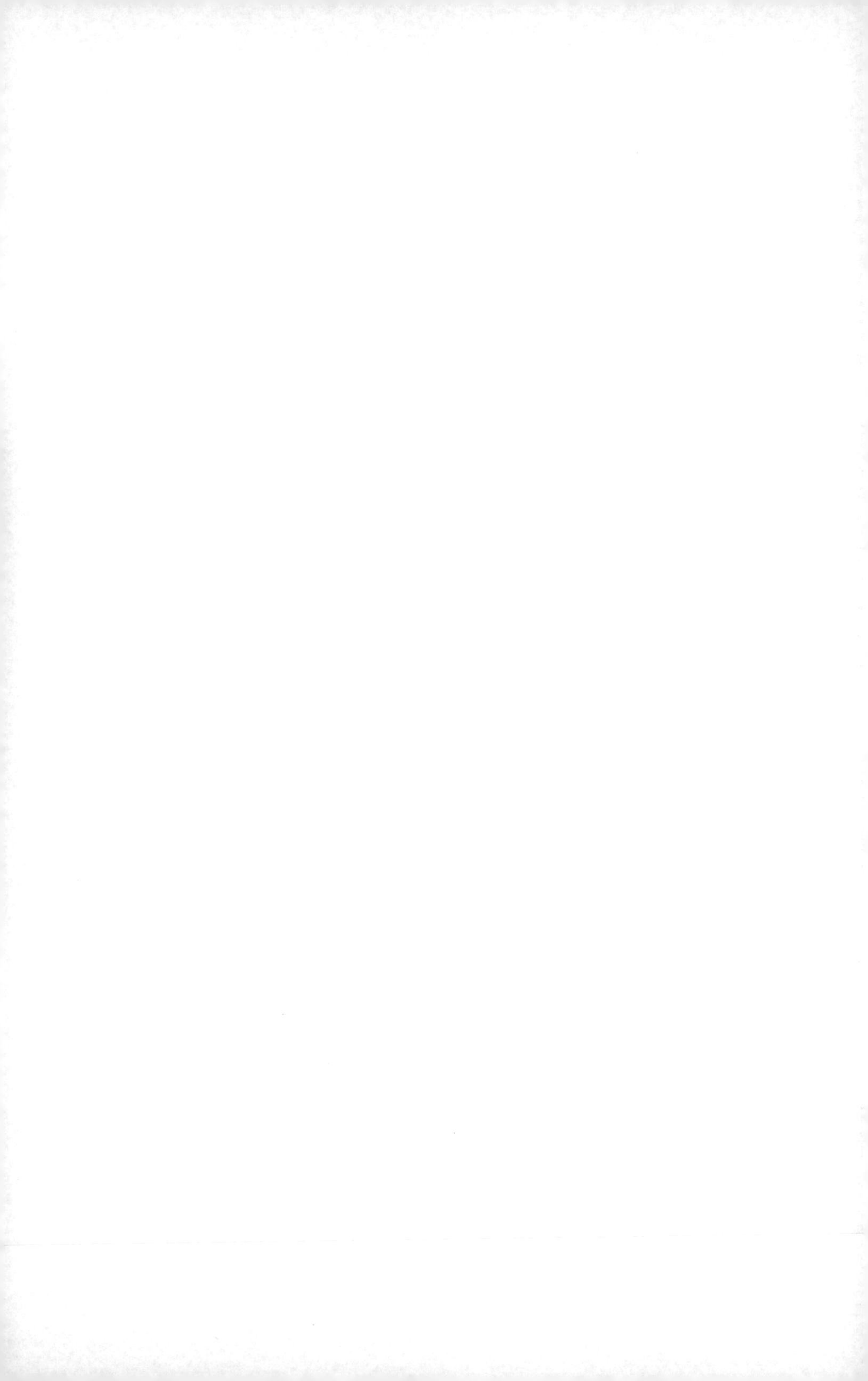

Raquel Marugán

CÁNCER, APRENDIENDO A VIVIR

Segunda edición

Primera edición: junio, 2022
Segunda edición: octubre, 2022

Arcopress • Desarrollo personal
Edición: Ana Belén Valverde Elices
Diseño de cubierta: Fernando de Miguel

www.arcopress.com
Síguenos en @ArcopressLibros

Parque Logístico de Córdoba. Ctra. Palma del Río, km 4
C/8, Nave L2, nº 3. 14005, Córdoba

Imprime: Kadmos
ISBN: 978-84-11311-20-5
Depósito Legal: CO-831-2022
Hecho e impreso en España - *Made and printed in Spain*

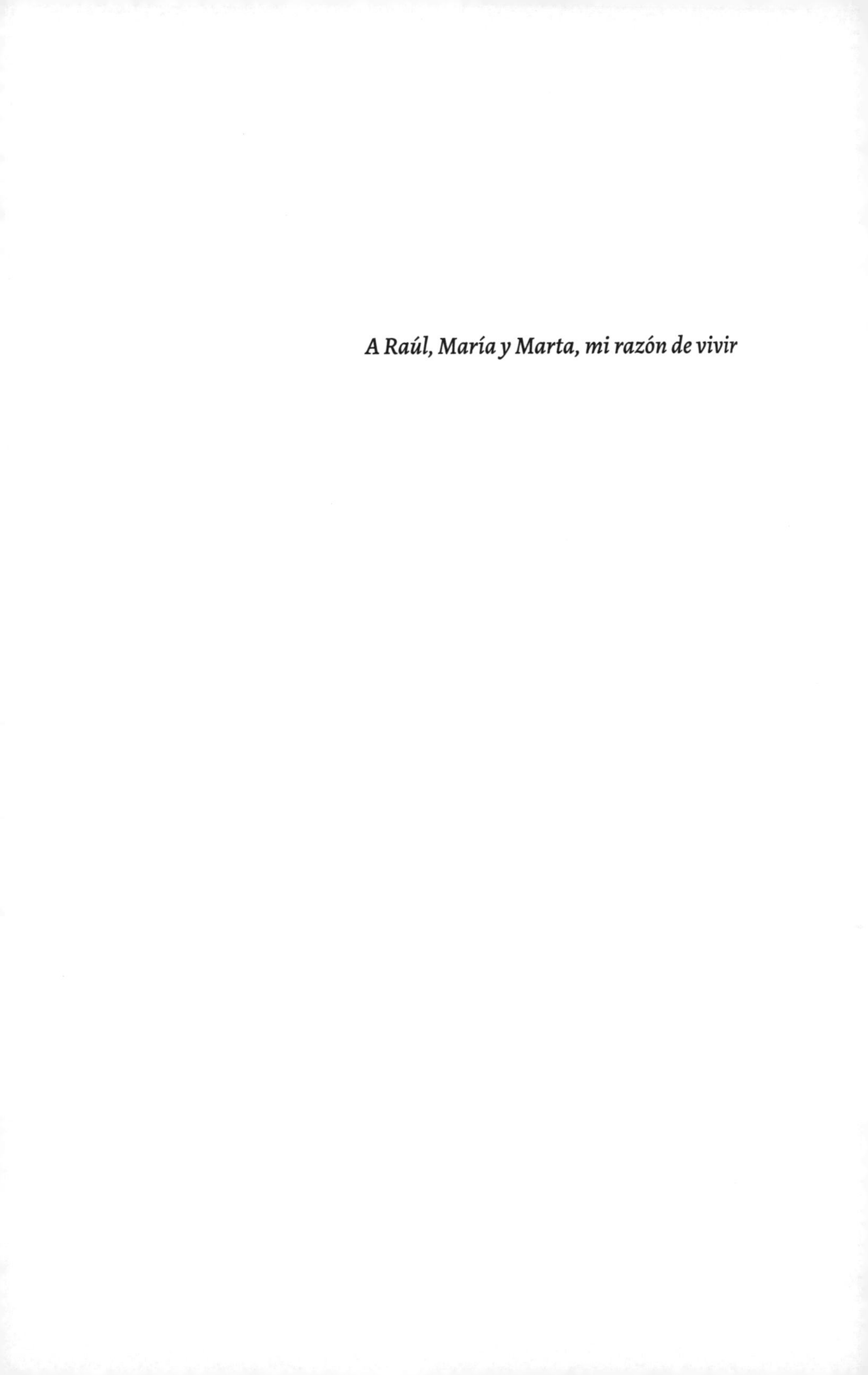

A Raúl, María y Marta, mi razón de vivir

Índice

Mi alma tiene prisa

Conté mis años y descubrí que tengo menos tiempo para vivir de aquí en adelante que el que viví hasta ahora...

Me siento como aquel niño que ganó un paquete de dulces: los primeros los comió con agrado, pero, cuando percibió que quedaban pocos, comenzó a saborearlos profundamente.

Ya no tengo tiempo para reuniones interminables, donde se discuten estatutos, normas, procedimientos y reglamentos internos, sabiendo que no se va a lograr nada.

Ya no tengo tiempo para soportar a personas absurdas que, a pesar de su edad cronológica, no han crecido.

Ya no tengo tiempo para lidiar con mediocridades.

No quiero estar en reuniones donde desfilan egos inflados.

No tolero a manipuladores y oportunistas.

Me molestan los envidiosos que tratan de desacreditar a los más capaces, para apropiarse de sus lugares, talentos y logros.

Las personas no discuten contenidos, apenas los títulos.

Mi tiempo es escaso como para discutir títulos.

Quiero la esencia, mi alma tiene prisa...

Sin muchos dulces en el paquete...

Quiero vivir al lado de gente humana, muy humana.

Que sepa reír de sus errores.

Que no se envanezca con sus triunfos.

Que no se considere electa antes de hora.

Que no huya de sus responsabilidades.

Que defienda la dignidad humana.

Y que desee tan solo andar del lado de la verdad y la honradez.

Lo esencial es lo que hace que la vida valga la pena.

Quiero rodearme de gente, que sepa tocar el corazón de las personas...

Gente a quien los golpes duros de la vida le enseñaron a crecer con toques suaves en el alma.

Sí..., tengo prisa... por vivir con la intensidad que solo la madurez puede dar.

Pretendo no desperdiciar parte alguna de los dulces que me quedan...

Estoy seguro de que serán más exquisitos que los que hasta ahora he comido.

Mi meta es llegar al final satisfecho y en paz con mis seres queridos y con mi conciencia.

Tenemos dos vidas, y la segunda comienza cuando te das cuenta de que solo tienes una.

Mário de Andrade

Nota de la autora

Mi nombre es Raquel y soy una afortunada sobreviviente; he sido tocada por la varita de esta enfermedad, al igual que pocos meses antes también lo fueron mi cuñado y mi suegro, con un desenlace mucho más triste. Reconozco que no es igual hablar en primera persona que cuando le sucede lo mismo a alguien a quien quieres de verdad. Eso es lo realmente duro: ser el familiar de quien lo padece. Aunque con sentimientos contradictorios, porque conozco las dos versiones posibles y he vivido el sufrimiento desde los dos lados, no cambiaría esta experiencia por nada. No retrocedería ni un ápice, porque el cáncer enseña a vivir y a valorar cada día como si fuese el último.

En junio de 2019 me diagnosticaron un carcinoma epidermoide de orofaringe con metástasis cervical. Me salvaron la vida el Dr. Bernáldez y su magnífico equipo el 5 de julio en el Hospital Universitario de La Paz. Después del periodo posoperatorio, regresé a Madrid de nuevo para recibir los tratamientos de quimio y radioterapia correspondientes. Fueron meses muy difíciles tanto por los efectos secundarios como por estar alejada de mis niñas.

En esa situación sientes que la vida se para de repente para ti, mientras todo sigue girando a tu alrededor, pero no hay tiempo para lamentarse y dramatizar. Toca ponerse la armadura y librar esta batalla con todas tus fuerzas, incluso sin ellas la mayor parte de las veces.

Es necesario tomarse un receso para reconocer el duelo, el miedo y la soledad, pero tampoco hay que entretenerse, ni recrearse mucho en ello, porque hay que salir a la batalla.

Mi testimonio no quiero centrarlo exclusivamente en los momentos complicados que hubo: como los diferentes ingresos, las noches de dolor implorando morfina, los minutos de radioterapia inmovilizada por los anclajes, las esperas eternas rosario en mano, el mal augurio de la megafonía cuando rogaba que no saliéramos de las habitaciones o cuando levantarme de la cama era lo más parecido a un deporte extremo.

Deseo rememorar tantas otras cosas...

Me acuerdo de los músicos que amenizaban las largas sesiones de quimio o de improvisar algún domingo por la mañana un patio de butacas con sillas de ruedas y goteros en los pasillos de la planta, para oír un miniconcierto que, con las notas de un piano o de una guitarra, conseguía abstraernos de la realidad.

Recuerdo tanta consideración...; de médicos; de enfermeras sentadas de madrugada en mi cama, acariciando mi mano, cuando el dolor no remitía; de celadores trasladándome a las pruebas y en el ascensor insuflarme valor para afrontarlas; de técnicos que me cogían en brazos cuando las piernas no me sujetaban. Pero también de mi marido, que no se separaba ni un segundo de mí. Dormía día tras día en el suelo, sobre una manta, al lado de mi cama, sufriendo en silencio, siendo mi todo.

Los dibujos de mis niñas con rótulos de ánimo que velaban tanto miedo y tanto desconcierto como debieron de sentir, pero que nunca manifestaron. ¡Qué valientes! ¡Cuánto he aprendido de ellas!

Recuerdo las medallas, las cruces y las estampas que formaban mi «capilla de campaña» pegadas con ***blu-tack*** en la pared frente a mi cama.

Todos los «Te quiero» de mis hermanos cada vez que se despedían de mí en La Paz, grabados en mi corazón. Sus viajes desde Marbella cuando la cosa se ponía fea. Dejaban a sus niños para darme los mimos a mí.

Tantísimas muestras de cariño de familia, amigos y conocidos que aún estoy sobrepasada. Cientos de wasaps, emotivas cartas, mensajes llenos de ternura, flores, libros, llamadas y miles de detalles de toda índole. Por no hablarte de nuestro frigorífico lleno a rabiar de cualquier alimento que se les ocurriese que podía venirme bien y pudiese tragar.

Por supuesto, recuerdo a mis padres intranquilos, montando guardia en el pasillo cada vez que me cambiaban la sonda nasogástrica o me hacían las curas.

Me acompañaron multitud de historias de valientes protagonistas que dan lecciones de vida a cada instante y con los que compartes tus miedos y tu día a día.

Recuerdo a todas y cada una de las visitas que llegaban y nos hacían los días más llevaderos. Me acuerdo de la entereza y generosidad de Ana, mi cuñada, haciendo de tripas corazón cada vez que me visitaba en aquella planta del hospital que, por desgracia, tan bien conocía. Y de la primera visita de la mañana de nuestros pilares en La Paz: Moncho y Miguel, con sus batas blancas para empezar la jornada. No tendré tiempo suficiente para agradecerles tanto. Recuerdo llorar de alegría abrazada a mi marido el día que acabé la sesión 33 de radioterapia. Mi famélico cuerpo no se lo creía, lo había conseguido. Este proceso parece interminable. Crees que no llegará nunca el final, pero llega. El cansancio desaparece, el dolor se esfuma, las fuerzas se recuperan y vuelves a tener el control sobre tu vida.

El cáncer produce una catarsis total y absoluta tanto en lo personal como en el ámbito familiar. Era una oportunidad única que debía destinar a vivir intensamente. Debía disfrutar de esa prórroga que se me había concedido para estar más tiempo con mi familia. Reconocía que todo ese aprendizaje no podía ser en vano. Mi vida ya no iba a ser como antes, tenía que ser muchísimo mejor. Un trance así te vuelve sabia porque tu cuerpo, cansado de tanto sufrimiento, aprende a gestionar sus energías de la forma más eficiente.

En este viaje a mi curación han sido fundamentales, además de mis médicos, mi familia, mis amigos y mis ángeles en la Tierra: Marisa, Vicente, Carmen y Cristina. Sin ellos jamás hubiese podido hacer este camino. ¡Cuánta entrega, amor y dedicación entregasteis a quien ni siquiera conocíais! También me acuerdo de la fe y de la esperanza, porque me ayudaron a creer que podía superarlo.

La verdad es que esta enfermedad ha sido como un libro abierto, el mejor maestro que pude soñar me enseñó a ser mejor persona, a priorizar, a vivir intensamente, a empatizar con el dolor ajeno, a quererme más y mejor, a conocerme, a no desperdiciar el tiempo y a desarrollar mi capacidad de ser feliz.

Al contarte mi historia solo pretendo transmitirte un canto de esperanza y de optimismo hacia la enfermedad. No podemos dejarnos superar por el miedo que nos atenaza y nos impide ver con claridad todas las opciones y nos ofrece un panorama mental con nuevas inquietudes y compromisos, porque el cáncer te transforma. Para mí ha sido un punto de partida más que un punto final, y mi deuda será siempre de agradecimiento por lo afortunada que soy de seguir aquí, aprovechando esta nueva oportunidad que me da la vida.

La meta más ansiada a lo largo de estos meses fue volver a ser la persona que fui, pero eso ya no será posible y, además, he comprendido que eso ya no es lo que busco, porque el cáncer me convirtió en la versión mejorada de mí misma.

Muchas gracias a todos los que habéis hecho este camino conmigo. Jamás me he sentido tan querida, arropada y acompañada. Especialmente mil gracias a mi núcleo duro. A mi día a día, a mi razón de vivir, mis niñas y mi marido. Ya sabéis que sois lo más bonito de mi vida.

Palencia, 5 de marzo de 2020

1. Mi gran tempestad

> «Y una vez que la tormenta termine no recordarás cómo lo lograste, cómo sobreviviste. Ni siquiera estarás seguro de si la tormenta ha terminado realmente. Pero una cosa sí es segura, cuando salgas de esa tormenta no serás la misma persona que entró en ella. De eso se trata esta tormenta».
>
> Haruki Murakami

Nada hacía presagiar, cuando me desperté por la mañana, que iba a desatarse la gran tempestad que sacudiría mi, ¡eso creía yo!, organizada vida. Mi mundo se iba a desmoronar como un castillo de naipes. Había llegado mi gran tempestad.

En esos momentos en los que la oscuridad se hace presente y lo invade todo, no eres capaz de ver más allá de las emociones.

La tempestad se desencadenó con una furia inesperada. Llegó teñida de cielos negros; cargada de rayos, truenos y lluvias que azotaban el suelo y empapaban el alma. Sentía el miedo subiendo por mis venas. Me desconcertó descubrir que era vulnerable, que ya no estaba segura ni era poderosa. Podía apreciar la fuerza de lo imprevisible; y de nada servía maldecir la tormenta que trajo devastación y que provocó tantos y tan importantes destrozos. No podía naufragar en ella. Debía resistir y encontrar mi brújula interior para avistar el faro que me llevase a tierra firme de nuevo.

Era un azul y radiante 11 de junio. Mucha carga emotiva por diferentes y opuestos motivos. Mi sobrino Dani celebraba su mayoría de edad, pero la alegría no era completa. Faltaba su padre, que nos había dejado seis meses antes a causa de un cáncer. Aún intentábamos asumir la pena y soportar el vacío que dejó.

Me habían encontrado un bulto en el cuello que, en un principio, parecía no revestir mucha importancia, pero iba a dar la peor de sus caras. En el fondo, confiaba en que los resultados de las pruebas fuesen favorables y confirmasen lo sana que estaba, así podría continuar con mi trepidante vida. ¡Pero no fue así! No olvidaré esa llamada; llegó hacia el mediodía. Era de mi internista de la UDR (Unidad de Diagnóstico Rápido) en Palencia. Ya tenía los resultados de una de las dos biopsias realizadas, y dijo que podíamos vernos al día siguiente a las 11 porque, para entonces, ya tendría los resultados de la segunda biopsia. De ese modo, recalcó, podíamos hablar un poco de todo.

«Por supuesto, allí estaré», le contesté. Pero, eludiendo su propuesta de hablar al día siguiente, le pregunté por los informes que ya obraban en su poder. Respondió con evasivas: «Mejor lo hablamos mañana, por teléfono no es costumbre tratar estos temas». Aun así, insistí. Probablemente no era lo más idóneo, pero me daba igual; quería saber lo que fuese, aunque nos viésemos al día siguiente.

¡Y lo supe, vaya si lo supe!

«Raquel, no es bueno, es malo: cáncer».

Así, con la arrogancia que le precede, se plantó el cáncer en mi vida y, desgraciadamente, en la de mi familia. Lo hizo como un mar embravecido de desquiciado oleaje, que golpeaba sin cesar y amenazaba con hundir mi embarcación.

«Bufff». Colgué.

Estuve un rato en ***shock***, totalmente conmocionada. Sentía un frío espantoso recorriendo cada poro de mi piel. Como si, de repente, me hubiera quedado vacía. La cabeza se había convertido en una loca coctelera donde entraban atropelladas las ideas más peregrinas.

Aún estaba trabajando cuando me llamaron del hospital, así que debía recomponerme, sosegarme un poco y salir de allí pitando. La noticia había reducido las dimensiones de mi despacho y debió de agotar casi todo el oxígeno: no podía respirar. Era imposible frenar ese ritmo cardiaco desbocado. Solo podía pensar en el cuadro patológico que me poseía. Pero, con todo, debía afrontar el contratiempo y fingir cierta normalidad.

No quedaba resquicio para lamentaciones; una comida familiar para celebrar el cumpleaños de Dani me esperaba. Sus amigos le habían preparado una fiesta sorpresa y nosotros éramos el cebo y estábamos compinchados con Ana, su madre. De ninguna manera podía empezar con ***pamplinas*** de cáncer.

Metida en un papel surrealista, me embarqué con la mayor naturalidad que me fue posible en la representación teatral más increíble. Y tuve que hacerlo desde la zozobra y la desazón que se cernían sobre mí.

De camino al hotel hacía ejercicios de respiración en el coche para tranquilizarme. Entré y me dirigí al restaurante. En la mesa, sentado frente a mí, estaba Raúl, mi marido. Casi no podía mirarlo a los ojos; se hubiese dado cuenta inmediatamente de que algo no iba bien. Así que aparenté normalidad y pasé la celebración sin enfrentarme a su mirada.

Me rompía el corazón y me descomponía por dentro pensar el dolor tan terrible que iba a propinarle. No fueron suficientes el cáncer de su hermano Rafa y, cuatro meses después, el de su padre. Y de remate, solo dos meses después de fallecer mi suegro, el mío. Menudo ***regalo*** le aguardaba. ¡Cuánto lamento y cuánto dolor en menos de un año!

La comida terminó sin sorpresas desagradables y nos despedimos para vernos más tarde en casa.

Allí continuaba absorta y bloqueada, sin encontrar el modo de decírselo. De mis orejas salía humo con tanto pensamiento recurrente. Me causaba una inmensa pena soltar esa bomba. En mi delirio incluso imaginaba que mi marido, mis niñas y el resto de la familia estaban de viaje. Y cuando regresaban de su periplo ya había acabado el susto. Me encontraban operada y con todo resuelto. Negaba lo que venía, pero ¿cómo les iba a contar algo así?

Así que tomé aire y salté al vacío...

Había dormido fatal, la noche había sido desazonadora, aunque comunicar la noticia a Raúl calmó algo mi desasosiego. Recibió la noticia con serenidad y, sobre todo, con disposición y cariño. Su cabeza, como la mía, no dejaba de darle vueltas a lo mismo, al cómo, al cuándo y al mañana.

Enfrentábamos una oscuridad incierta, pero el desconsuelo no quedaba ahí. El amanecer despertaba con otros nubarrones por el horizonte. Mientras se aproximaba la hora de la verdad con el médico, Raúl y yo elucubrábamos sacando conjeturas sobre la mayor o menor gravedad del tumor. La espera compartida siempre es más llevadera. Había soltado un pesado lastre, pero, de alguna manera, lo había cargado sobre sus hombros.

Llegamos puntuales; se acercaban las 11. Mi marido, abatido, lidiaba con sus propias emociones y hacía lo posible por demostrar fortaleza. Se encontraba en pleno proceso de duelo, agotado y confundido; aún arrastraba la ausencia de su padre y de su hermano y, de nuevo, su fortaleza se veía zarandeada y puesta a los pies de los caballos.

La enfermera nos pidió que pasáramos a la consulta; el doctor ya nos esperaba. Tras los saludos de rigor, nos sentamos. Él sacó un papel y, decidido, comenzó su exposición dibujando distintas células. Nos explicaba gráficamente lo que les sucede cuando se dividen de forma ordenada (células sanas) y cómo proliferan y crecen sin control cuando tienen su material genético alterado (células cancerígenas).

Escuchaba en silencio. Asentía. Había perdido mi autonomía y me había convertido en una marioneta del destino. El médico se dirigía a mí con suma delicadeza, midiendo cauteloso las palabras que emitía. Realmente el pronóstico era más serio de lo que imaginábamos. Observaba a Raúl de reojo, pero nada podía hacer para evitarle aquello. Tan solo podía apretar fuerte su mano para que supiese que aceptaba confiada lo que venía. Me mataba verle tan triste. En aquel instante me dije que, por él, por nosotros, vencería al cáncer. Yo elegía vivir.

En sus ojos, un amor incondicional como respuesta, compromiso tácito de su entrega a mí. Sabía que sacrificaría todo por mi bienestar. No me cabía ninguna duda. Su generosidad fue siempre encomiable. Así que en una situación así yo no podía defraudarle. Él necesitaba que ganase la batalla al cáncer.

Tras la confirmación del diagnóstico y la *master class* pormenorizada de lo que me esperaba, nos despedimos. Los siguientes días me someterían a diversas exploraciones para conocer la extensión de la enfermedad y fijar sin demora la fecha de la intervención.

Salimos del hospital. No sé cuánto estuvimos dentro, pero necesitaba tomar el aire antes de subir al coche, la mañana había empezado exigente. Decidimos dar un paseo para eliminar la adrenalina acumulada, pero las inmediaciones se nos quedaron cortas. Entre los dos archivábamos la información recibida. Hablábamos y nos abrazábamos abstraídos del mundo. Un mundo del que habíamos salido. Desde el principio fui consciente de que mi vida quedaba dentro de una gran interrogante, mi salud, nuestros planes, las esperadas vacaciones; todo había pasado a un segundo plano.

La cirugía era urgente y debía rematar en tiempo récord muchos flecos. Mentalmente, trazaba líneas de abordaje:

reorganizar el trabajo, mis obligaciones como madre, el posible cambio de ciudad. No me permitía ni un soplo para las lamentaciones. Ya en la soledad de la noche quedarían ratos para patalear.

Mi futuro inmediato era informar a mi familia para enfocar el cáncer cuanto antes.

A nadie le gusta ser portador de malas noticias, y por arte de birlibirloque me había tocado el papel de dañar a mi familia con las ***buenas nuevas***, de ocasionarles esa brutal conmoción. Había decidido que esa misma tarde se lo expondría a mis padres con total sinceridad.

Era consciente de que ningún padre está preparado jamás para escuchar que su hijo tiene una enfermedad que atenta contra su vida. Así que tuve que prepararme a fondo para esa conmoción, reflexionar en profundidad sobre cómo se lo iba a decir, con qué palabras y en qué momento. Antes que nada, debía ponerme en su lugar, ya que era primordial intentar anticiparme a sus pensamientos y sus sentimientos cuando oyeran lo que tenía que decirles.

Existía una gran diferencia entre que lo viesen como algo terrible o como algo superable. Ese matiz estaba en mí, en cómo se lo contara. Debía elegir con cuidado las palabras, pues con ellas podía atenuar el golpe o acribillarles.

Decidí que el mejor lugar para hablar con ellos sin interrupciones sería su casa. Era una conversación delicada y lo más conveniente era afrontarla en la intimidad. No quería dañarles en exceso y si eso lo podía remediar con mi actitud así lo haría. Les mostraría calidez y calma para pasar el trago. Que me vieran entera y tranquila era la mejor actitud para amortiguar el impacto. Debía evitar cualquier drama, al menos, hasta que procesaran la información.

Tenía muy presente el dolor de mis suegros, el pesar de unos padres ante la enfermedad y posterior pérdida de un hijo. Una muerte contra natura que no entró nunca en sus esquemas. Un tormento tan grande que los rompió por dentro.

Pero ellos, lamentablemente, se enfrentaron al peor de los desenlaces. Y ese hecho marcó un antes y un después en sus vidas y en la de la familia.

Los padres, por mucho que les adviertan los médicos, siempre anhelan que se obre el milagro y que el bien más preciado que poseen no se vaya. Dedican su esfuerzo a cuidarnos y a protegernos, haciendo lo imposible por que crezcamos sanos y felices. Por lo que es inconcebible que contemplen perdernos.

Digo «perdernos» porque soy hija y, como tal, pienso en mis padres; y pienso también en mis suegros que, como padres, perdieron a un hijo, precisamente, por cáncer. Yo, como madre, no sé si estaría a la misma altura que estuvo mi suegra en ese trance. Creo que ella está hecha de otra pasta, porque hace falta mucha templanza para soportar una herida tan desgarradora que te deja fuera de la vida. Primero perdió a un hijo y después al marido. Me imagino en una situación semejante y me siento morir. Pero ella convivía con la ausencia y la tristeza con una dignidad apabullante. Su valentía silenciosa y el aplomo con el que ha resistido los avatares de la vida me han servido de ejemplo y de referencia y estoy convencida de que me han ayudado a llegar hasta aquí.

Agradecí entrar en casa al mediodía. La caminata había sido una buena opción para reducir el estrés, pero me había dejado exhausta, aunque la verborrea mental no cesaba. Mi hogar, un breve espejismo, un remanso de paz donde parecía que todo continuaba en orden. Las niñas, felices, ya comían en la cocina. No les diríamos nada hasta el siguiente fin de semana. Nos esperaban unos largos días con el mismo repertorio.

Tras la frugal comida, por llamarla de algún modo, descansamos un poco. Teníamos previsto visitar a mis padres entrada la tarde. Ellos me enseñaron a vivir sin atajos, con lealtades y honestidad. De mis padres aprendí lecciones que muchas veces pasamos por alto: la perseverancia, a ser buena persona y que los tuyos siempre están a tu lado y saldrán al rescate. Su aprobación marcaba la línea que separaba mis éxitos de mis fracasos. Y los valores espirituales que me inculcaron me sostendrían en los altibajos, porque una familia que permanece unida en la adversidad crece y se hace más fuerte.

Nos presentamos sin avisar, no nos esperaban a esa hora. Tras los saludos y abrazos nos sentamos. Quería protegerles para que sufrieran lo menos posible, así que solté rápidamente la misiva. Sin rodeos, pero con suavidad. Evité detalles innecesarios, ofrecí alternativas y planteé las posibles soluciones.

En su memoria quedó registrada la noticia, y yo no pude disipar la amargura que generó. Pero ellos enfrentaron con temple la situación; su cuerpo trataría de sacar la tensión y aclarar dudas; aparecería la fuerza para mantenerlos en pie y hacer remitir el dolor. Quise convencerme de que se transformaría su desdicha y su ánimo cambiaría, porque la vida nos pone ante disyuntivas y nosotros elegimos forjarnos o soportar las embestidas en un rincón.

Les dijimos adiós y los dejamos en la más inquietante soledad. Era la causante de la aflicción y no podría evitar que brotasen y explotasen en ellos los sentimientos de la desolación. Navegaban a la deriva. Necesitaban tiempo para que sus mecanismos de protección encajaran lo sucedido, para afrontar esa sensación de estar viviendo una pesadilla por una realidad que los sacudía de lleno. Quedaron rotos por dentro, sin tristeza ni rabia ni miedo, solo dolor. Un dolor tan intenso que no existe una palabra adecuada para definirlo. Era como si algo te oprimiese el corazón y no supieses que hacer para respirar. Lo único que quieres ante una situación como esa es gritar.

El discurrir de los días y su fuerza interior serían sus mejores aliados para volver a la esperanza.

Había sido un día agotador y prefería dejar algo para los días siguientes. Retrasar unas horas ese pesar para los míos:

una tarea pendiente que me suscitaba preocupación, aunque no se iba a evaporar o a resolver porque lo aplazara. Ya pondría voluntad en lo sucesivo por concluir la ronda informativa. Por volver al punto de partida, aunque a las niñas, de momento, las dejaríamos libres de sobresaltos.

Deseaba cerrar los ojos, respirar profundo y volver a sentirme a salvo, liberar tensión y desahogarme para escapar de la impronta dolorosa. A la intemperie quedaban mis ilusiones; estaba dispuesta a calarme hasta los huesos, a soportar las inclemencias del aguacero por un futuro imprevisible.

Entonces vino a mi memoria un relato:

> Había una vez un rey que llamó a todos los sabios de su corte y les manifestó:
> —He mandado al mejor orfebre del reino que forje para mí un precioso anillo con un diamante. Quiero guardar oculto dentro del anillo algún mensaje que pueda ayudarme cuando la desesperación me domine. Me gustaría que ese mensaje ayudase en el futuro a mis herederos y a los hijos de mis herederos. Tiene que ser pequeño, que quepa debajo del diamante de mi anillo.
> Todos aquellos que escucharon los deseos del rey eran grandes sabios, eruditos..., pero ¿pensar en un mensaje que contuviera dos o tres palabras y que cupiera debajo del diamante de un anillo? Muy difícil. De todos modos, pensaron y buscaron en sus libros de filosofía por muchas horas, pero no encontraron nada que se ajustara a los deseos del poderoso monarca.
> El rey tenía muy próximo a él un sirviente muy querido. Este hombre había sido también sirviente de su padre y había cuidado de él cuando su madre había muerto. Era tratado como de la familia y gozaba del respeto de todos; por esos motivos también lo consultó.
> Y este le dijo:
> —No soy un sabio ni un erudito ni un académico, pero conozco el mensaje adecuado.
> —¿Cómo lo sabes? —preguntó el rey.

—Durante mi larga vida en el palacio, me he encontrado con todo tipo de gente, y en una ocasión me encontré con un místico. Era un invitado de tu padre, y yo estuve a su servicio. Cuando nos dejó lo acompañé hasta la puerta para despedirlo, y con gesto de agradecimiento, me dio este mensaje.

Entonces, el anciano escribió en un diminuto papel el mencionado mensaje. Lo dobló y se lo entregó al rey.

—Pero no lo leas —dijo—. Mantenlo guardado en el anillo. Ábrelo solo el día en el que no encuentres salida a una situación.

Ese día no tardó en llegar. Algún tiempo después el país fue invadido y el rey perdió el reino.

Estaba huyendo a caballo para salvar su vida, mientras sus enemigos lo perseguían. Estaba solo, y los perseguidores eran numerosos. Llegó a un lugar donde el camino se acababa y frente a él, había un precipicio y un profundo valle; caer por él sería fatal. No podía volver atrás porque el enemigo le cerraba el camino. Podía escuchar el trotar de los caballos, las voces, la proximidad de sus perseguidores...

Fue entonces cuando recordó lo del anillo. Sacó el papel, lo abrió y allí encontró un pequeño mensaje tremendamente valioso para esa situación. Simplemente decía: «Esto también pasará».

Entonces fue consciente de que se cernía sobre él un gran silencio. Los enemigos que le perseguían debían haberse perdido en el bosque o debían haberse equivocado de camino, pero lo cierto es que lo rodeó un inmenso silencio. Ya no sentía el trotar de los caballos.

El rey se sintió profundamente agradecido al sirviente. Esas palabras habían resultado milagrosas. Dobló el papel y volvió a guardarlo en el anillo, reunió nuevamente sus ejércitos y reconquistó su reino.

Ese día en que entraba nuevamente victorioso a su ciudad hubo una gran celebración con música, bailes..., y el rey se sentía muy orgulloso de sí mismo. El anciano, que estaba a su lado, le dijo:

—Apreciado rey, ha llegado el momento de que leas nuevamente el mensaje del anillo.

—¿Qué quieres decir? —preguntó el rey—. Ahora estoy viviendo una situación de euforia, las personas celebran mi retorno, hemos vencido al enemigo.

—Escucha —dijo el anciano—. Este mensaje no es únicamente para situaciones desesperadas, también es para situaciones placenteras. No es solo para cuando te sientas derrotado, también es para cuando te sientas victorioso. No es solo para cuando eres el último, también es para cuando eres el primero.

El rey abrió el anillo y, aunque ya conocía el mensaje, leyó otra vez: «Esto también pasará».

Y nuevamente sintió la misma paz y el mismo silencio, en medio de la muchedumbre que celebraba y bailaba. Pero el orgullo y el ego habían desaparecido. El rey pudo terminar de comprender el mensaje. Lo malo era tan transitorio como lo bueno.

***

Cuando llega el dolor, debemos prepararnos.

Habrá que reconocer primero ese dolor para poder sobrellevar el infortunio. Y después poner en marcha algunos de nuestros recursos particulares. Necesitaremos un periodo de adaptación emocional. Esa sabiduría interior que poseemos, pero cada uno requiere de sus propios procesos: duelo, integración, aceptación y transformación. Todos tenemos esa capacidad de sobreponernos a situaciones extremas para salir fortalecidos de ellas. Lo deseable será encarar esos instantes con esperanza, ya que no disponemos de ningún control sobre ellos. Solo podemos esperar y confiar. Cuando aprendemos a abrazar nuestra sombra podemos brillar con todo el esplendor, como decía Jung.

La impresión al recibir una noticia de esta índole te impide procesar los hechos de una forma racional. Precisa tiempo. Son momentos inciertos que provocan gran ansiedad y una angustia que paraliza.

El miedo a la reacción siempre está presente cuando das o recibes malas noticias. Podía tratar de minimizar el impacto psicológico, pero desgraciadamente el golpe era inevitable. Tomar conciencia y empatizar era fundamental para ver de forma objetiva las posibilidades. Y hacerlo sin martirizarme, no podía considerar que estaba siendo maltratada por la vida. Solo debía desenvainar la espada del coraje y luchar.

La única forma de protegerte de la tormenta es buscar un lugar seguro para contemplarla, pero ese refugio debía encontrarlo en mí. Desde un estado de serenidad podría soportar lo que viniera. Estar tranquila cuando todo está a favor y funciona no es complicado, pero mantener esa entereza cuando la situación se tambalea, forja el carácter. Vale la pena pelear, no bajar la guardia hasta que amaine porque, oculta tras alguna nube, aparecerá la luz que indique el camino.

Si logramos escapar de ese momento de colapso inicial veremos con más nitidez. Sin tanta gravedad enfocamos mejor esa realidad distorsionada. Recuperar el equilibrio es vital. Después de la tormenta siempre llega la calma. Y en el cielo comienzan a verse los primeros claros, el viento arrecia, el temor desaparece. Los truenos retumbarán cada vez más lejos y el aire quedará renovado para salir de nuevo a la calle.

Irremediablemente, hay cosas que no se pueden posponer, ni tan siquiera poner paños calientes encima. Puedes aparentar templanza, incluso esbozar una sonrisa quitando todo el drama que seas capaz. Pero cáncer es cáncer, y tiene un peso específico y un lenguaje no verbal intenso.

Por supuesto, continuamente habrá sucesos desconcertantes en nuestra existencia, pero cuando contemplamos de cerca la posibilidad de morir nos planteamos profundas reflexiones sobre nuestra forma de vivir. Quizá sea inevitable para dejar de huir de lo que nos mantiene atrapados e impide que traspasemos los límites.

No asusta levantarse, sino la impotencia, el desgaste emocional que provoca gestionar la incertidumbre que anida en nosotros. A pesar de que se fracture la armonía existente y que los pilares que la sustentan se llenen de grietas, renacerás. Ten fe, nada tiene carácter permanente. El sol brillará.

La enfermedad no solo es abrumadora para uno; tu familia y tus amigos también la sufren. A menudo, no saben qué decir, sienten tristeza y a veces también incomodidad ante ti, pero hablar con ellos reconforta, empiezas a asumir lo que ocurre. Y después todo seguirá su propio curso. Tras el impacto, la tremenda vulnerabilidad que corroe hasta llegar a la irremediable aceptación.

Es, sobre todo, en las situaciones críticas cuando más vulnerable te sientes, y lo que escuchas accede sin ningún tipo de filtro a tu interior; queda grabado para la eternidad, entra en el corazón y siembra esperanza o provoca desconcierto.

Había llegado mi gran tempestad. Pero los caminos del Señor son inescrutables.

2. Las manos de Dios en la Tierra

«Siempre hay que encontrar el tiempo para agradecer a las personas que hacen una diferencia en nuestras vidas».

John F. Kennedy

La gratitud es más que un trámite social o dar las gracias mecánicamente. No es devolver un favor o pagar una deuda. No es una cuestión de buenismo, es un sentimiento que nace del corazón, es reconocer la generosidad ajena, es demostrar cómo valoramos lo que hacen por nosotros. Ser agradecido cambia la forma de ver la vida, porque eres más consciente del mundo que te rodea.

Pusimos dirección a Madrid. A primera hora del día siguiente estaba citada en la consulta del Dr. Bernáldez, otorrino especializado en la cirugía que precisaba. Moncho, nuestro amigo, también médico, se había ocupado días antes de localizarle y contactar con él. Debido a la urgencia de mi situación y por deferencia a su petición, amablemente aceptó recibirnos.

La adversidad no siempre es previsible, ni avisa cuando llega, simplemente, se presenta y necesita de reacciones rápidas y efectivas. Así fue como Moncho se puso a nuestra disposición de manera generosa e incondicional y permaneció atento a los acontecimientos junto a nosotros. Cuando estás rodeado de personas excepcionales, como nuestro *cicerone* en La Paz, los desvelos son más llevaderos.

Si algo tiene valor de verdad es la amistad, y la prueba más evidente que puede darte un amigo es estar ahí. Algunas personas llegan en momentos delicados, pero lo hacen quedándose para siempre en tu corazón. No se requieren grandes gestos, a veces es suficiente con la compañía, alguna palabra de ánimo o el aliento necesario para pasar el susto. Nosotros, gracias a Dios, en La Paz no solo encontramos ***sus manos***, sino también el milagro de la amistad encarnado en las figuras de Moncho y Miguel.

El viaje desde Palencia se me hizo corto, ya que conversamos entretenidos hasta Madrid. A media tarde entrábamos en el hotel mi marido y yo. Allí habíamos quedado con mi hermano, que venía en coche desde Marbella para acompañarnos en la consulta del día siguiente. Como aún no había llegado, hicimos el ***check in*** y subimos a la habitación a descansar un poco mientras lo esperábamos.

No hacía ni cinco días que me habían soltado el bombazo en Palencia y ya tenía la cota de emociones rebasada por respuestas entrañables, de familiares y amigos, a medida que se enteraban de lo que sucedía. Pero con dos de mis hermanos, al vivir lejos, no había tenido la oportunidad de hablarlo con ellos cara a cara. Fue a través de una fría llamada de teléfono como les cayó la información.

Somos cuatro hermanos, pero separados geográficamente. Dos vivimos en Palencia y los otros dos en el sur. Jorge es el más pequeño y el único chico. Con él tengo un vínculo muy especial; independientemente de la edad, el sexo o los kilómetros que nos separan, sobran las palabras para entendernos. Somos afines. Portamos mochilas emocionales con valores y expectativas comunes. Sentimos y vibramos en la misma frecuencia. Habitualmente, somos vehementes y pasionales: es mi ***alter ego***, ¡sencillamente lo adoro! Intuía que estaría reventado por la noticia, pero aguantaría el tipo. Seguro que venía ***llorado de casa*** para poner las cosas fáciles.

Se oyeron unos nudillos golpeando la puerta de la habitación, era Jorge. Apareció guapo y moreno como siempre. Nos fundimos en un largo e intenso abrazo sin palabras. Después abrazó a Raúl. Tras un breve intercambio de impresiones sobre el tema que nos ocupaba, decidimos ponernos en movimiento y no tardamos en salir del hotel para cenar. Hacía una noche fantástica; la temperatura veraniega invitaba a pasear. Fuimos dando un larguísimo rodeo hasta llegar al restaurante. Allí nos recibió un ambiente agradable con música de piano en directo. Aunque planease la sombra de lo incierto sobre nuestras cabezas, fue una cena distendida. No perdimos la ocasión de estar juntos de nuevo.

Al día siguiente me levanté serena; había dormido bien, a pesar del gusanillo que tenía en el estómago por la idea de conocer a mi futuro médico. Impone y emociona a partes iguales saber que estás a punto de conocer a alguien que cambiará tu vida. Siempre me he considerado una persona afortunada por infinidad de motivos, pero llegados a este punto, se vería materializado de forma aplastante porque encontré las manos de Dios en la Tierra.

Teníamos tiempo suficiente para desayunar. El hotel estaba al lado del hospital, así que podíamos ir caminando con tranquilidad. Era un día precioso, casi perfecto, y desde la planta 30 disfrutamos de un espectacular desayuno con vistas a Madrid. Qué incierta y diferente a otras ocasiones en las que estuvimos allí alojados percibía esta visión. Las nuevas circunstancias habían cambiado la forma de mirar.

Llevados por criterios médicos de celeridad y complejidad y tratando de evitar en la medida de lo posible los riesgos, tuvimos que trasladarnos a Madrid. La magnitud de la cirugía, unida a una atención más especializada en tumores con esta singularidad, así lo demandaba. En estas intervenciones son particularmente relevantes no solo los medios y la habilidad del cirujano, sino también contar con un equipo con dilatada experiencia.

Entramos, pero no había nadie más en la sala de espera de otorrinolaringología. Expectantes, bromeábamos para restar tensión al momento. Moncho, impaciente, entraba y salía pendiente de que llegase el Dr. Bernáldez. Por fin pasamos. Nos recibió un gran hombre, no solo en estatura y envergadura. En él pude confirmar una vez más que la grandeza de una persona se puede manifestar en los grandes momentos, pero se forma en los instantes cotidianos. Es indispensable, además, que te avale una trayectoria profesional y una gran habilidad para transmitir a los pacientes esa seguridad que ofrecen a quienes se ponen en sus manos. Y, desde luego, él lo consiguió con su trato amable, pausadas palabras y escucha activa.

Me senté en el sillón de reconocimiento. En una mesa auxiliar estaba dispuesto el material necesario para las exploraciones. Observaba atenta lo que me rodeaba. El doctor, después de las preguntas pertinentes, realizó un examen para identificar los signos del tumor. Se puso un guante para reconocer el interior de la boca y palpó la cavidad oral con un dedo. Se colocó en la cabeza un espejo frontal y otro más pequeño para ver la garganta. Después revisó los ganglios linfáticos. El bulto del cuello era el indicio más evidente. Finalmente, a través de las fosas nasales introdujo una cámara para comprobar con mayor facilidad detrás de la nariz y la faringe. Al principio, era algo molesto, pero no era necesaria la anestesia para realizar la fibroscopia.

La exploración concluyó después de solicitar la opinión de otro colega, el Dr. Del Palacio. Acto seguido, nos puso en antecedentes sobre los pasos previos a la intervención. Nos despedimos a la espera de que fijasen la fecha según la disponibilidad de los quirófanos.

Saber que has llegado al lugar y presentir que estás donde debes reconforta infinitamente. Ser médico es mucho más que un juramento hipocrático: es una vocación. Quien así lo siente lo proyecta no solo en su vida, también en sus pacientes y en cómo se relaciona con ellos.

No tengo ninguna duda de que la gratitud hacia él será hasta mi último día, porque el agradecimiento no se desvanece con el paso de los años. Probablemente, la asiduidad de estar salvando vidas a diario aleja la dimensión real de lo que se hace. Pero eso no resta un ápice de valor al hecho en sí. Qué capacidad de cambiar la fatalidad, sembrarla de posibilidades y continuar siendo humilde. Por todo ello, no es algo que pueda obviar o poner a un lado. Es algo memorable y para recordar que, gracias a sus manos, a las ***manos de Dios en la Tierra***, una vida sigue latiendo y tiene otra oportunidad. No sé qué pueda haber más extraordinario que cada día que te levantas y haces tu trabajo, otros seres tienen la dicha de ser felices y sentir que puede haber otra forma de vivir. ¡Insuperable!

Esta brillante metáfora de *las manos de Dios en la Tierra* no es mía, aunque la suscribo totalmente. Es del elocuente suegro del Dr. Del Palacio (siempre tan considerado y afectuoso) que así calificaba a su gremio. Él mismo me lo transmitió en una de las consultas.

El mejor modo que tiene un facultativo de velar por las inquietudes del paciente es comprender, comunicar e inspirar confianza. «Malo si un médico es solo médico», como decía el Dr. Díaz Domínguez, jefe de Cirugía General de La Paz.

Cuando enfermamos estamos desconcertados, disminuidos. «La salud no es solo la ausencia de afecciones o enfermedades, sino el completo Estado de bienestar social, psicológico y emocional del ser humano»; así establece la OMS que la enfermedad no es solo dolencia física. Por ello, es fundamental no descuidar esa otra vertiente emocional. Si esa preocupación no se atiende de una forma empática, el enfermo se siente aún más amenazado. Pero los pacientes también debemos corresponder a esa entrega siendo más flexibles, porque no son dioses ni tienen todas las respuestas a su alcance.

Al final, en palabras de Miguel, nuestro otro pilar y buen amigo en el hospital: «La mayor recompensa es el afecto y la gratitud, eso es ser médico». Lo conocí en mi primer ingreso hospitalario tras la cirugía. Entró con su afable sonrisa para interesarse por la evolución del posoperatorio. Desde el primer instante, llegó ofreciendo oxígeno y buenas vibraciones con sus cálidos gestos y su entretenida conversación. Hay amistades que toman años en forjarse; y otras, en cambio, solo precisan minutos para constituirse por la relación de cercanía, cordialidad y apego que se crea. Aristóteles decía que existen tres tipos de amistad: la de utilidad, la accidental y la de lo bueno, que es la que entablamos con Miguel, aquella que no aspira a recibir nada que no sea el mismo vínculo de reciprocidad. Probablemente, será la más duradera.

Este sentimiento se fortalece cuando la única pretensión es acompañar sin espantarse por la crudeza, solo estar ahí. Merece un reconocimiento especial que una verdadera amistad nazca exclusivamente por el hecho de compartir buenos o malos momentos de la vida. Tristemente, en esta sociedad tan descafeinada algo así ha pasado a convertirse en una utopía. Ahora predominan las relaciones basadas en la inmediatez, en las que somos incapaces de establecer vínculos sólidos y duraderos. Pero obviamos nuestro mayor tesoro: a quienes tenemos a nuestro alrededor y nos hacen la vida bonita. Y es obligatorio ponerlo en consideración porque nuestro día a día es posible gracias a muchas personas, y a ellas nos debemos.

Si te sientes feliz, las circunstancias que te acompañan también mejorarán y, además, generarás optimismo al afrontar la vida con otro talante. En ti está adoptar el hábito de agradecer, lo que puede ayudarte de manera extraordinaria, porque este efecto se retroalimenta: cuanto más agradezcas más atraerás.

La energía de la gratitud es muy poderosa. Vivir desde esa emoción produce beneficios inmediatos en quien lo experimenta. Es bueno reconocer que todo es aprendizaje; los días buenos dan felicidad y los malos lecciones. La enfermedad, aunque no es fácil, ancla el momento presente y centra los ideales por los que debes vivir. Te lleva a agradecer lo que tienes ahora porque quizá no lo tengas siempre. Asumir esta decisión transformará el enfoque.

Eres consecuente con ello cuando llegan las grandes batallas y el corazón se pone triste. Disponer de más tiempo para la prórroga no es solo volver a respirar; es fabricar sueños de nuevo; descubrir el regalo más grande que tienes: la vida. Aprendes a ser más prudente con el compromiso que tienes firmado con ella. Si te sonríe, págale con más y mejor vida; no todos tienen la misma fortuna. A mí se me ha otorgado y voy a aprovecharlo. «Solo hay dos formas de vivir la vida: una es pensando que nada es un milagro y la otra es creer que todo lo es», como decía Albert Einstein.

El agradecimiento es una filosofía de vida que ilumina todos los ámbitos. Siempre hay algo que agradecer.

3. La hora de la verdad

«No pretendas que las cosas sean como las deseas; deséalas como son».

Epicteto

Se oyó el teléfono y corrí hacia él. Un número con muchos dígitos aparecía en la pantalla: no había duda del origen de la llamada. Ya tenía fecha para la intervención quirúrgica; había sido rápido. La urgencia la marcaba el crecimiento imparable de la masa tumoral. Necesitaban exterminarla cuanto antes y fijaron para ello el 5 de julio. Era el momento de la fortaleza y la paciencia, el momento de esperar sin desesperar.

No puedo decir que los días previos tuviese un dinamismo inusual. La actividad era mi medio, en él me encontraba como pez en el agua. Liquidé los temas pendientes y organicé la agenda que me iba a suplantar. Cancelé compromisos por tiempo indefinido y desconecté drásticamente de los temas laborales; trataba así de poner el foco en mi vida familiar y personal en exclusiva. Aproveché para reunirme con amigos, ya que me apetecía compartir esos últimos días con mi entorno más cercano. Era consciente del cambio tan abrupto que me esperaba y no quería perder tiempo.

La última semana bajé el ritmo; el malestar físico ya era manifiesto por la presión en la cabeza y en el cuello, pero intentaba normalizar mis rutinas, en la medida de lo posible, hasta la fecha señalada.

La tarde anterior a mi partida habíamos quedado con unos amigos para despedirnos, pero la velada se alargó hasta la cena. Y, sin saberlo, se convirtió en «mi última cena» de verdad, hasta el día de hoy. Saboreé con gusto y facilidad lo que me apeteció sin poner demasiada atención, como había hecho siempre. Comí sin atragantamientos, sin preocupación por las texturas de los alimentos y sin necesidad de beber agua después de cada bocado. Pero entonces no fui capaz de valorar el momento para recrearme y disfrutar del lento placer de comer.

En sigilo se acercaba la hora de la verdad, esa hora en la que conocería si estaba a la altura de los acontecimientos o si solo mantenía una impostura. Los pálpitos me anunciaban presagios de lo que se estaba gestando. No era sencillo huir del vértigo que producía, así que no quedaba otra que aceptar la evidencia. Podía oler el peligro, pero buscaba el lado positivo, quería salir del letargo activando los sentidos y poniéndolos a trabajar a su máxima capacidad.

Estaba tranquila, confiaba en mi médico. No obstante, conocía el alcance de la intervención, pero mi cirujano poseía demostrada experiencia y eso elevaba las probabilidades de éxito. En los últimos días, las imágenes reflejaron que el tumor había crecido, de ahí que me encontrara bastante incómoda y deseara que el día llegara cuanto antes.

Y llegó...

Ese día tenía el estómago encogido desde que me levanté, aún quedaban pequeños detalles por ultimar, pero exprimí la mañana con mis hijas todo lo que pude. Metí algo de ropa en el *trolley*, para estar en el hospital no necesitaba mucho. Decidí salir a la calle para despejarme un poco y despedirme de algunos familiares.

Regresé pronto a casa, pues debíamos comer temprano, ya que antes de las siete de la tarde debía ingresar en La Paz. En la mesa, los cuatro juntos, pero con más silencios de los habituales. De hecho, se respiraba una calma tensa. Las niñas terminaron rápido y fueron a rematar sus maletas. Aunque apenas comí, parecía que hubiese engullido el gran festín de mi vida. Estaba hinchada de tanto disimular para templar sus temores. Pero no me rompería, no les podía dejar esa imagen en la retina. Las carreras por los preparativos finales permitían que nos recargásemos con espontáneos abrazos cada vez que nos cruzábamos por los pasillos. Ellas demandaban mi afecto en cada encuentro. Reclamaban amor antes de partir. Un acercamiento sincero al que yo correspondía con infinitas caricias que les hacían sentirse seguras y protegidas bajo mis brazos.

Mis padres nos esperaban. Llegamos con el corazón en un puño a su casa. Ellos tenían encomendada la misión más importante: ocuparse de mis niñas en nuestra ausencia. Aunque sabía que con ellos y mis hermanas estarían entre algodones, su bienestar emocional me desazonaba. Eran demasiados acontecimientos fatales en los últimos meses. Y tanta incertidumbre escapaba a su control, ya ninguna respuesta relajaba su angustia.

No quería estar demasiado tiempo para no alargar la despedida. Debía mantenerme fuerte, aunque era casi imposible por tanta emoción contenida. Emoción y miedo, un mundo de miedo, en sus ojos al mirarme. ¡Qué asustados estaban todos! Por todo ello, la estancia fue breve. Cuando María, mi hija mayor, comenzó a llorar sin consuelo, abrió la veda. Comprendí que ese era el momento de salir rauda y veloz de allí. La abracé en un intento fallido por consolarla, pero no podía hacer nada para aliviar su pena. Me rompía verlos de esa manera, aunque gracias a Marta, mi hija pequeña, la tensión se suavizó cuando pidió de forma jocosa un cubo para recoger tanta lágrima.

Aproveché la circunstancia para apurar los besos y me despedí. No lloré, conseguí no desmoronarme en la casilla de salida. Al día siguiente, viajarían hasta Madrid, había conseguido movilizarlos a todos. ¡Menudo acontecimiento!

Raúl me esperaba en el coche. Cuando María empezó a llorar, dio por finalizada su presencia en casa de mis padres. Ya en la calle, últimos abrazos y más pesar de unos padres abatidos a los que tampoco reconfortaban mis palabras. Desde la acera nos decían adiós sin sosiego.

Las imágenes de mi familia sufriendo de ese modo es de lo más doloroso que recuerdo. Agradecía que la operación empezase temprano, así, en lo que llegaban desde Palencia mis padres y de Marbella mis hermanos, yo estaría en el quirófano. Deseaba entrar fuerte y no derrotada.

Ya en el coche de camino a Madrid, paramos a recoger a mi otra cuñada Ana. Ella nos acompañaba para cuidarme a mí. Cuantas horas de hospital habíamos compartido, cuidando a Rafa, su hermano, en los últimos meses. El trayecto lo hicimos entregados a una conversación fluida, aunque jalonada por llamadas y mensajes constantes. ¡Cuántas muestras de cariño!

En un área de la carretera paramos a tomar un café. No tenía ninguna prisa por llegar. Por supuesto pretendía hacerlo antes de las siete, pero ni un minuto antes. Nada más llegar, nos dirigimos a Admisión Central. En el mostrador de recepción informamos de nuestra llegada y me dieron las indicaciones pertinentes para el ingreso. En mi muñeca ya lucía la pulsera identificativa que me colocaron.

Después de entregar la documentación, los tres subimos hasta la cuarta planta, dedicada al servicio de otorrinolaringología. Allí, el personal de enfermería me adjudicó una habitación, la 439. Al entrar me llevé una grata sorpresa, aunque no era muy grande, era individual. La enfermera me informó de las normas higiénico-sanitarias y de las restricciones alimentarias previas a la cirugía. Y después de facilitarme el consentimiento para que lo firmara, salió dejándome en mis nuevos dominios.

Más tarde regresó con un pijama azul, colutorio para los enjuagues orofaríngeos y el gel antiséptico para la ducha. Me sometió a la rutinaria batería de preguntas, registró las constantes vitales y se marchó.

Tan pronto como estuve instalada llamé a las niñas. Me inquietaba averiguar si estaban algo más serenas después de nuestra marcha. Raúl les había enviado un vídeo para que viesen la habitación tan estupenda que me habían asignado y lo favorecida que estaba con el pijama azul. Parecía que los ánimos se habían apaciguado.

Ana y Raúl estuvieron acompañándome casi hasta medianoche. Abusé de la situación y alargué su presencia todo lo que pude. Nada más irse ellos al hotel, contesté algún mensaje pendiente, pero no tardé en apagar la luz; quería descansar y cargarme de energía para la prueba de fuego. Recé con más devoción que otras noches a mi Virgen del Valle y, confiada, me puse en sus manos. ¡La suerte estaba echada!

Me habían pedido que estuviese lista sobre las 8 de la mañana porque, probablemente, mi intervención sería la primera de las programadas.

Dormí bien. Sonó temprano el despertador. El primer pensamiento de la mañana fue para mis niñas. Les envié un wasap para recordarles que las quería y que rezaran por que todo saliera bien. Salté a la ducha para prepararme con tiempo; no quería prisas de última hora que me agitaran. Escondí la estampa de la Virgen del Valle entre las sábanas: no pensaba olvidarla, venía conmigo al quirófano.

Mi marido y mi cuñada llegaron a la habitación, pero apenas pudimos intercambiar impresiones porque el celador llegó a buscarme con una puntualidad británica. Mejor así para evitar los nervios.

Los dos escoltaron mi cama hasta el ascensor. Ana me besó. Después me despedí de Raúl con un nudo en la garganta. Tantas conversaciones mantenidas sobre el desafío que ambos enfrentábamos y, al fin, había llegado el momento: no había vuelta atrás. La única certeza era que nada volvería a ser igual. Agradecí la premura del ascensor en tragarme y hacerme desaparecer de la escena. Era el punto culmen para quebrarme como un junco, pero no quería permitírmelo. La fortaleza debía empezar a emerger.

El celador detuvo mi cama en la entrada del antequirófano con una puntualidad escrupulosa. Sobre mi cabeza, un reloj marcaba las ocho. El doctor Bernáldez, en una sala anexa, departía animadamente con enfermeras y médicos del equipo. Me saludó y me preguntó cómo estaba.

A continuación, una enfermera me trasladó al quirófano. Nunca me habían operado. Me pareció pequeño, demasiado pequeño para tanto mal como tenían que extirparme. Desde mi cama me pasaron a la mesa de intervenciones. Una auxiliar me ofreció un pantalón para protegerme de la fría temperatura. Le pedí permiso para mantener a mi virgencita sujeta en la goma de la cinturilla del pantalón sin extraviarla. Asintió con una sonrisa comprensiva.

Poco más recuerdo; si acaso a la anestesista colocándome la vía en la mano izquierda y al personal sanitario entrando y saliendo para conectar monitores y disponer material quirúrgico.

La hora de la verdad para salvarme la vida comenzaba.

***

Una luz cegadora entraba por los ventanales de la sala del despertar. Me informaron de que no podía moverme, para cualquier necesidad que tuviera debía pulsar un botón que me habían colocado en la palma de la mano. Por precaución, las primeras horas exigían mantener una alineación del cuello y la columna vertebral. Entre dos enfermeras practicaban movimientos coordinados por si lo requería. Me comunicaron que en breve pasarían mis familiares para visitarme.

El reloj de la sala marcaba las tres y media de la tarde. Palpé a tientas buscando a mi virgen. Allí estaba, donde la dejé. Respiré aliviada, pero la cogí, aún le quedaba trabajo. En el exterior, mi familia esperaba el parte médico. Tras la cirugía, ese suele ser uno de los momentos que más ansiedad y expectativas suscitan. La espera ante la puerta de los quirófanos se había alargado demasiado. Siete eternas horas con los nervios atropellados.

Por fin, unas palabras de los otorrinos que hicieron respirar emocionados a mis familiares. El Dr. Bernáldez y el Dr. Del Palacio les habían explicado que la operación había sido compleja por tratarse de una gran masa tumoral y requerir una mayor reconstrucción. Habían practicado un doble abordaje, tanto por la cavidad oral (tumor en la amígdala extenso al paladar blando y base de la lengua) como cervical (al propagarse a los ganglios linfáticos del cuello e infiltrar en el músculo esternocleidomastoideo y en el nervio espinal accesorio). Estaban satisfechos con el resultado de la intervención, pero ahora había que esperar la evolución.

Mi madre y Raúl entraron en la REA; por la cara que pusieron, debía estar hecha un cromo: parapetada tras un entramado de artilugios y cables por doquier y sin apenas poder hablar. No obstante, les pregunté si habían tenido que amputarme la oreja; ya me veía como Van Gogh. No sentía el lado izquierdo de la cara, ni del cuello ni la cabeza ni el brazo. Desconocía hasta dónde habían tenido que llegar para frenar la diseminación de la metástasis.

A mi madre se le saltaban las lágrimas y Raúl acariciaba mi mano. Estuvieron un ratito más y les pidieron que salieran. Pasaría allí la noche. La peor de mi vida. Y eso que las he tenido apoteósicas ya en planta. Sin ninguna duda, también fue la noche en que más recé y pedí por mi vida. Enlazaba una oración con otra para no perder el control.

La sensación de ahogo era terrible, inmovilizada, con un vendaje asfixiante al cuello. Por supuesto, era imprescindible, pero acostumbrarse era otra cosa. La sonda se desplazaba en cada entrada de aire y perdía el ritmo de la respiración. Estaba enchufada y pitando por todo. No podía tragar saliva y tenía el corazón a mil revoluciones por la dificultad de inspirar y espirar con naturalidad. Extenuante, sin comparación alguna, como para no pasar la tarde con arritmias como resaltó la cardióloga después de comprobar las gráficas.

Cada vez estaba más asustada, el corazón se salía del pecho y el brazo lo sentía hirviendo. Las enfermeras controlaban cada quince minutos el pulso, la respiración y la presión arterial, pero a medida que pasaba el tiempo me encontraba peor.

Me aconsejaban que durmiera; incluso me pusieron una pastilla debajo de la lengua para que lo consiguiese. No daba crédito, debían estar de broma. Cada vez que perdía el control de la respiración la sonda se movía y me taponaba. Quizá fuese lo habitual en estos procesos, pero para mí, desde luego, no lo era. Desconocía lo que sucedía, pero continuamente se disparaban los marcadores, se encendían las luces rojas y sonaban los pitidos. La cardióloga y la anestesista acudían de nuevo a las llamadas, pero cuando me estabilizaban y se callaban los chivatos, regresaban a sus puestos.

La situación me mantenía en guardia. Apretaba con fuerza mi estampa y rogaba con fervor para que pasasen las horas.

Existe un instante clave, de no retorno, en el que eres consciente de que ya nada volverá a ser como antes. Todo había cambiado irremediablemente. Esa revelación la presentí en lo más profundo de mi ser. En ese mismo instante lo vi con claridad: cruzar el umbral de ese quirófano significaba abandonar para siempre mi vida para comenzar otra, ahora lo confirmo, extraordinaria.

4. Los ángeles existen

«Haber triunfado es saber que por lo menos una vida ha respirado con más facilidad porque has vivido».

Emerson

Regresábamos a Palencia después de pasar la mañana en La Paz. Las palabras del doctor Glaría nos habían causado una gran conmoción. Creía que las curvas más peligrosas habían acabado con la cirugía y el posoperatorio. Pensaba que los tratamientos que vendrían en breve no serían fáciles, aunque tampoco peores. Pero otra vez me equivocaba de lleno.

Mi marido y yo comentábamos la impresión que nos había causado la consulta. Quizá el doctor había exagerado un poco. Ya se sabe que los médicos describen el panorama más oscuro para cubrir posibles eventualidades. Pero es que él nos lo había pintado apocalíptico. Seguro que no era para tanto; mi optimismo de nuevo salía al rescate.

Después de la operación era la primera toma de contacto que mantenía con el oncólogo radioterápico. Nos recibió sin preámbulos. Escribió en el ordenador la historia clínica y solicitó que me sentara en la camilla para el examen físico. Después nos informó con detalle de la necesidad de ese tratamiento en concreto para mi caso, atendiendo a factores como la edad, la extensión del tumor o el estado general y nutricional. Este último aspecto, muy importante, pues la ingesta se vería seriamente comprometida durante el proceso.

Profesional, aunque serio y distante, nos explicó los miles de efectos secundarios y las complicaciones posibles de la radiación en pacientes con cáncer de cuello y cabeza. Al finalizar la consulta nos comunicó que debían hacerme a continuación lo que denominan la «simulación», paso previo al tratamiento con radioterapia.

Se trataba de una herramienta fundamental para ellos porque les permitía, a través de un tac simulador, ubicar el tumor espacialmente y concretar su posición garantizando la radiación. Para fijar la cabeza y el cuello utilizaron una máscara termoplástica que se reblandece al sumergirla en agua caliente y que se queda rígida y se retrae al enfriarse. Al mismo tiempo, los hombros debían quedar firmes hacia abajo con un retractor.

La enfermera me facilitó una bata y esperó a que me la pusiera para acompañarme al tac simulador. Allí dos técnicos de radio me ayudaron a recostarme con cuidado, aún estaba muy reciente la cirugía, sobre una superficie pintada con multitud de coordenadas. Elevaron ligeramente el cuello y la cabeza para tomarme el molde de la cara. Todavía estaba algo caliente cuando me la colocaron encima. Me quedaba ajustadísima, pero dijeron que debía ser así, ya que a lo largo de las sesiones adelgazaría y no podían permitir, por mi seguridad, que quedara holgada. En realidad, era un sistema de protección, pero también de inmovilización. Al llevar un sistema de anclajes en la mesa, aseguraban una mayor precisión. Su ruido cerrándose sobre mi cabeza aún resuena en mis tímpanos.

En condiciones normales, la sensación probablemente no hubiera sido tan angustiosa, pero con la inflamación, respirar y tragar se me hacía imposible. Dijeron que estábamos acabando. Solo faltaban por tatuarme tres puntos, uno en el pecho y otro en cada uno de los hombros para alinearme con las coordenadas de la mesa. Debía dejar hacer sin moverme, de este modo, la radiación sería más exacta en los tejidos u órganos diana.

Estos pasos previos los repetirían a lo largo de treinta y tres sesiones, en las que yo reproduciría la misma postura adoptada en la simulación. Ya tenía suficientes dosis de realismo futuro. Estaba deseando salir de allí y abrazar a mi marido. ¡Qué sensación de desamparo más grande! Sin duda, salvarían mi vida, pero, Dios mío, qué instantes.

Moncho, Raúl y yo abandonamos la zona de radioterapia para dirigirnos a la siguiente *fiesta*. El equipo médico había estimado que inmediatamente después de la cirugía empezase con el tratamiento de quimiorradiación simultáneo, ya que estaba demostrada su mayor eficacia. Así que encaminamos nuestros pasos a la sala de espera de quimioterapia.

Los tres esperamos a que me llamasen en un espacio totalmente abarrotado de enfermos y familiares. Nos recibió con la dulzura que la caracteriza, la que a partir de ese momento sería mi oncóloga para la quimio, la Dra. Castelo. Ella, con suavidad, hizo un pormenorizado recorrido por la información que debía conocer y me proporcionó todo tipo de recomendaciones. Agradecí su trato amable después del cuerpo que me había dejado el doctor Glaría con la simulación.

Nos despedimos de Moncho en la puerta de La Paz. Sentí alivio al entrar en el coche y pensar en achuchar a mis niñas. Aún contaba con tres semanas por delante para recuperarme y ponerme lo más fuerte posible antes de regresar a Madrid para comenzar los tratamientos.

La intervención y el posoperatorio ya me habían dejado unas ligeras nociones sobre lo que venía. Sabía que tenía que prepararme concienzudamente, según el vaticinio del oncólogo, pero no entendía tanta crudeza así, a bocajarro. Qué falta de empatía. Debía desempolvar la armadura, dejarla lo más lustrosa posible y no perder un segundo.

Más tarde comprobé que mi desconocimiento sobre la situación era mayúsculo. Me pasé de ingenua y entusiasta. Qué insensata, cuánto le debo. Siempre lo recordaré con el más absoluto respeto y gratitud. Sin el impacto brutal de sus palabras no me habría preparado de la manera en que lo hice. No le faltaba empatía, le sobraba sabiduría y años de profesionalidad viendo pacientes que no resistían el tratamiento.

Del realismo y la aspereza de sus predicciones surgió en mí una resiliencia hasta ese momento desconocida. No me concedí oportunidad alguna para regodearme en el melodrama. Si bien es cierto que las alertas que me pusieron sobre aviso me aconsejaban que confiara.

Pero necesitaba algo más que confianza. La primera vez que oí hablar de reiki fue en mi casa, aún convaleciendo de la operación. Continuaba intranquila y no se me ocurría de qué herramientas podía echar mano para protegerme y superar los tratamientos. Pocos días después de la consulta con el Dr. Glaría, vinieron a visitarme mi cuñada y una amiga. En la conversación que mantuvimos les hice partícipes de mi zozobra ante la necesidad apremiante de encontrar algún remedio para poder con ello. Me daba igual el qué, pero algo, ya fuese yoga, control mental o cualquier otra práctica que se les ocurriera; lo que necesitaba era desarrollar fortaleza para lo que me auguraban.

Fue mi amiga quien, deseosa de ayudar de la manera que fuese, comentó que ella podía saber cómo. Carmen, en una situación personal complicada, había conocido en el hospital a Marisa, y mediante el reiki la reconfortó transmitiéndole fuerza y paz para sobreponerse a aquello.

Nada más terminar de contarnos su relato Carmen dijo:

—Ahora mismo la llamo y salimos de dudas sobre si puede ayudarte o no.

Marisa recogió la llamada de socorro y aceptó. Conociéndola, no podía ser de otra forma. Y así apareció en esta historia mi primer ángel.

Quedamos de inmediato, había mucho que hacer y poco tiempo. Yo desconocía cómo se aplicaba o de qué trataba, pero ella se encargó de que todo fluyera.

El reiki es una técnica de armonización energética. Ayuda a restablecer la salud física, mental y emocional. Sumerge en un profundo estado de relajación al equilibrar la energía del organismo. Fortalece el sistema inmunológico, calma el dolor, refuerza los procesos de curación, proporciona paz interior, claridad mental, restaura la estabilidad emocional e impulsa el crecimiento espiritual.

El reiki se basa en la idea de que por nuestro cuerpo fluye energía y el terapeuta o reikista canaliza esa energía a través de sus manos. Al principio puede parecer relacionado con algo mágico, místico o incluso ancestral. No tiene base científica, pero cada vez más personas lo practican e incluso se emplea, con buenos resultados, desde hace años tanto en la sanidad pública como en la privada.

Varios son los hospitales españoles que incluyen el reiki en los tratamientos oncológicos. Su uso ya no es anecdótico, ha sido reconocido por la OMS. Con su aplicación se consigue un efecto muy positivo sobre la mente, el cuerpo y las emociones del paciente, aunque, eso sí, son terapias complementarias que no sustituyen en ningún caso a los procedimientos médicos.

Mi gran estrella hizo posible que conociese a Marisa y a tres ángeles más que llegarían después. Ellos lo han cambiado todo en mi segunda vida. Entendieron la repercusión de la enfermedad y de los tratamientos y actuaron como puente entre las necesidades médicas y las emocionales. Son seres puros con los que me entiendo y tengo un propósito común. Me ofrecieron su amistad de verdad y, en los peores momentos de mi vida, me prestaron sus alas cuando las mías se habían olvidado de volar.

Mis ángeles hicieron que la situación fuera más llevadera, me enseñaron a salir del lado oscuro. Me escogieron y me tomaron de la mano para iluminar mi camino. Han sido los artífices de mi despertar, de mi renacer. Son muy especiales, y yo soy muy afortunada por haberlos encontrado.

Marisa es dulce, cariñosa y serena. No pudimos vernos mucho antes de empezar los tratamientos, pero ella es una maestra increíble y yo me encontraba ávida de conocimientos. Estábamos en agosto y se marchaba de vacaciones, así que antes le pregunté por otro compañero del que me habían hablado. Sería perfecto si pudiese continuar con él las dos semanas que quedaban hasta que comenzaran los tratamientos.

Y aparecieron juntos Vicente y Carmen: ¡tándem perfecto!

Vicente con su sonrisa habla y con sus ojos cuenta lo que las palabras no pueden. Es sabio, reflexivo y agradecido. Carmen es bondadosa, sensible y alegre, unidos irradian una luz impresionante. Rápido conecté también con ellos, son inmensamente entregados. Conociendo la premura de la *misión*, me dedicaron de forma desinteresada su tiempo y sus conocimientos.

Puedo extenderme páginas y páginas describiendo las virtudes e innumerables talentos de mis amigos; la fuerza que transmiten sus generosas enseñanzas; lo bien que lo pasamos y lo mucho que nos reímos; nuestros abrazos eternos y nuestras conversaciones en las que siempre aflora un sentimiento puro hacia mí.

El cuarto ángel tardaría unos meses más en llegar...

Había recibido el alta de mi segundo ingreso. Un mes hospitalizada, poco más podían hacer. Además, no querían alargar mi estancia allí para evitar posibles infecciones dado mi cuadro clínico. Asustada, acepté a regañadientes la decisión. No me encontraba nada bien; el estado no era bueno, pero estimaron que corría menos riesgo en casa. Así que, con un arsenal para el dolor constante, sonda nasogástrica para alimentarme y apenas fuerzas, me vi en la calle.

Decidí con Raúl que no estaba en condiciones de hacer el viaje de vuelta a Palencia. Nos alojamos en un hotel próximo a La Paz hasta que reuniese energía suficiente para hacer las dos horas y media del trayecto. Después de una semana sin poder salir de la cama y abrir los ojos tan solo cuando mi marido me administraba el batido por la sonda o llegaban mis hermanos..., y visto que la situación no evolucionaba, tomé la decisión de regresar. Por lo menos, en casa, Raúl tendría más apoyo para atenderme y no movilizaba a mi familia.

El viaje fue indescriptible, me supuso un desgaste físico importante. Los días se sucedían, y yo estaba cada vez más deteriorada; hasta había perdido la ilusión. El dolor y la desnutrición eran los ***culpables***; me tenían secuestrada en otro mundo. La morfina era mi único credo y la que dirigía mis horas.

Apenas podía levantarme. Había entrado en una espiral peligrosa de desánimo y pérdida de peso. Raúl y las niñas no sabían qué hacer para aliviar el sufrimiento. Ante la desesperación que generaba mi salud, y después de comprender en un instante de lucidez que me consumía, envié un SOS a mis queridos ángeles. Les imploraba su auxilio.

La respuesta, por supuesto, no se hizo esperar, aunque con una nueva incorporación al inigualable equipo: mi cuarto ángel, Cristina. Visto con perspectiva, llegó en uno de los momentos más críticos. Su aplomo, su osadía y su entrega transformaron de nuevo la oscuridad en posibilidades. ¡Es increíble!

Tras mucho reiki, rezar y llorar como nunca, recuperé la actitud. Volví a confiar. No fue de un día para otro, pero la semilla que me acostumbré a regar empezó a brotar. Y vi que el camino ante mí se iluminaba.

Gracias, gracias y, mil días que viva, gracias. De qué forma tan fortuita entrasteis en mi vida, pero qué huella más honda dejasteis. Marisa, Vicente, Carmen y Cristina cerraban un círculo perfecto de protección y amor hacia mí. Irremplazables amigos.

A priori todos somos bastante más parecidos de lo que pensamos, con nuestras luces y nuestras sombras, pero no todos tenemos las mismas inquietudes emocionales respecto a los demás. En algunas personas la capacidad de servicio es asombrosa. Incluso su sensibilidad y su percepción de la vida son distintas. Desinteresadamente, dotan de brillo y tonalidades inimaginables el camino que otros transitamos.

No esperan a que el mundo pueda ser mejor, simplemente se dedican en cuerpo y alma a que lo sea. Su forma de estar en él es a través de la contribución, que es como cobra sentido su existir. Son personas que desprenden su esencia para aportar valor a los demás. Son seres de luz que velan por nosotros, nos cuidan y nos protegen. Y para mí tienen nombre y apellidos.

Ellos llegaron a mi vida para insuflarme valor y lidiar con esa insufrible pareja con la que convivía: el dolor y el sufrimiento. Siempre, por escarpada que se ponga la pendiente, si confiamos, se presentarán oportunidades encubiertas para salir adelante. Cuando estemos preparados, los mecanismos necesarios se activarán.

El camino siempre será el camino y en él hallamos todo lo que necesitamos para culminarlo. Hallamos baches que aprenderemos a sortear, valiosas lecciones o fuentes de inspiración como mis queridos ángeles, que harán valorar no solo el llegar a destino. Nunca me abandonaron a mi suerte. Pero solo si tú te atreves a dar el primer paso, la Providencia hará el resto, como decía santa Teresa.

5. La loca de la casa

«Si no esperas lo inesperado, nunca lo encontrarás».

Heráclito

Llegó en el momento oportuno. Si hubiera aparecido antes, hubiera considerado una pérdida de tiempo estar sentada en un lugar sin hacer nada. Sola en mi propio mundo. Pero la meditación vino a mi vida para quedarse. Al principio, los cambios fueron sutiles; más tarde, aplastantes.

No hay mejor estímulo que la necesidad; y yo estaba receptiva a todo aquello que me hiciese llevadero los efectos de la radioterapia. Comencé con un primer paso, para tener un as en la manga. Nunca había meditado, pero mis ángeles en esas tres semanas me explicaron cómo debía calmarme para lograr que eso se reflejara en lo demás.

Me planté en Madrid con las maletas llenas de teoría y buena disposición. Todo era nuevo, enfrentaba miles de abismos desconocidos. Pero firmé un pacto con todo aquello que me impulsara a salir a flote con dignidad. No tenía más varita mágica que ser disciplinada, por lo que me convertí en mi propia aliada para desentrañar respuestas.

Nada hubiera conseguido sin ser obstinada y buscar sin descanso por dónde empezar. La radioterapia, aunque me alejaba del cáncer, añadía sufrimiento a mi vida. Y la meditación me blindaba de la terrible devastación a la que me sometía. Necesitaba aislarme para regresar a por más dolor al día siguiente. Debía entender que ese haz de rayos quemaba mi alma, pero probablemente salvara mi vida. Así que preparé la mente para el brutal desgaste.

Cerré la puerta de la habitación detrás de mí. La soledad era cómplice de lo que me proponía hacer, pero no contaba con ninguna experiencia. La destreza fue creciendo a la par que el apuro apremiaba. Debo confesar que, al principio, el entrenamiento no fue nada fácil. La mente díscola huía, no quería ser efectiva. Pero el secreto lo encontraba en la constancia y en dedicarle un rato a diario.

Añadí la meditación a mis rutinas. Es algo que me daba control sobre las emociones y aumentaba mi tolerancia al dolor. Esa motivación resultó muy útil. Gracias a ella fui incrementando minutos de manera progresiva a medida que me sentía mejor; eso permitió a mi cuerpo y a mi mente adaptarse despacio al nuevo hábito.

Cualquier lugar es bueno si posibilita el estar inmersa en la actividad que vas a realizar sin interrupciones. Pero yo prefería hacerlo tumbada en la cama. Por mi estado físico, la posición que más cómoda me resultaba era recostada, aunque también alguna vez lo hice sentada en el sofá. Sea cual sea la postura adoptada, la espalda siempre debe estar recta y el cuerpo relajado, especialmente los brazos y los hombros.

Intentaba estar lo más tranquila posible para aprovechar la pausa. Consentía que mis pensamientos pasasen por la mente sin juzgarlos, tan solo observándolos como una mera espectadora. Dependiendo de las circunstancias, me inspiraba escuchando música o lo hacía en silencio.

Trataba de centrar toda mi atención en llenar poco a poco los pulmones. Empujaba el diafragma e hinchaba el vientre como un globo a través de la respiración abdominal, y me quedaba absorta en lo que sentía y oía mientras inhalaba y exhalaba por la nariz. Respiraba lento y profundo, y si me despistaba me concentraba y reconducía el aire de nuevo.

Lo verdaderamente importante era que me ayudaba a reducir el malestar. Era un refugio de paz donde recuperarme. A medida que se calmaba la mente también se serenaba el cuerpo. Un estado de relajación profundo donde me encontraba aliviada. Sus efectos permanecían, incluso, mucho después de terminar.

La meditación fue un adiestramiento mental muy eficaz porque me aportó estabilidad. Al principio, necesité fijar la atención en un objeto meditativo, elegí la respiración. El caos fue lo siguiente que aprecié. Mi mente estaba hiperactiva y paseaba de un lado a otro enloquecida, pero la necesitaba presente donde estaban mi cuerpo y mi respiración. «Puede llegar a ser nuestra mejor aliada o nuestro peor enemigo», como decía Buda.

La meditación proporciona infinidad de bondades, aunque cada día descubro muchas más. Un mayor estado de reposo regula mis emociones, reduce el estrés y la ansiedad, me aporta claridad mental, mejora las respuestas de mi sistema inmunológico, desarrolla nuevas conexiones neuronales y disminuye perturbaciones aflictivas como la ira o el miedo.

Las personas que meditamos tenemos niveles más bajos de cortisol, la hormona del estrés. Además, se engrosan ciertas regiones cerebrales como el hipocampo, que tiene un papel fundamental en el aprendizaje y en la memoria. Cuando desde hace miles de años, tanto monjes y místicos como ascetas han dedicado su vida a su estudio, por alguna poderosa razón será. Está constatado científicamente que las actividades espirituales y religiosas son capaces de modificar la química cerebral y corporal. Salir a caminar, rezar o meditar apacigua nuestra ruidosa mente produciendo efectos sorprendentes.

Desde luego, para mí, ha sido todo un descubrimiento y una inversión de futuro vital. Somos lo que pensamos, y tener una actitud positiva y proactiva influye en la salud. A pesar de lo que ocurra, por desalentador que parezca en muchos instantes, es crucial adoptar una actitud constructiva. Nos mantendrá en pie.

Existen situaciones en las que la ansiedad o el miedo provocan que salten las alarmas. Nuestra cabeza se colapsa con pensamientos automáticos y otros en los que dejamos que la mente divague. Esta atención dispersa se llama ***mente errante*** o ***mente de mono*** porque salta de un lado a otro.

Necesitaba controlar a esa loca de la casa, como llamaba santa Teresa de Jesús a nuestra mente sin control, porque si no ella me controlaría a mí. Tenemos alrededor de sesenta mil pensamientos diarios, de los cuales un 90 % son repetitivos y en torno al 80 % negativos. Es obvio que primero habrá que reconocerlos, aceptarlos y reconducirlos. Pero somos extremadamente exigentes, y tanto látigo mental de «no puedo», «no soy capaz», «nunca lo conseguiré» ayuda poco e impide que avancemos. Si no hacemos un esfuerzo por frenar el boicot de la mente, guiándola a un estado de mayor reposo, nos esclavizará.

Siempre, pero especialmente cuando vivimos momentos aciagos, es fundamental parar ese discurso interno. No podemos quedar atrapados en un camino a ninguna parte. Lo esencial antes de que esta loca descontrolada nos devore es aquietarla y que cese su parloteo, cortar esa cháchara de ideas negativas y frustrantes.

Por descontado, antes era clave que enseñase a mi voz interior a tratarme bien. Realmente era más poderosa de lo que intuía. Modelaba mi capacidad de pensar a su antojo, y creaba una realidad u otra en función de si mis pensamientos eran limitantes o potenciadores. ¿Quién ganaría la batalla, el águila que vivía en mí y quería volar o el lobo que soñaba devorarme? Solo aquel al que yo alimentase.

Durante una enfermedad grave todo se centra en detenerla o en curarla, pero una vez que esta ha sido estabilizada es primordial, además, sanar la mente. A veces olvidamos o simplemente no damos relevancia a sus padecimientos, pero es imposible sanarse sin controlar las emociones y los pensamientos. Sabía cómo y de qué manera afectaban en lo físico. Por tanto, era necesario cambiar la perorata mental y enfocarme en lo que realmente quería atraer a mi vida, hallar la armonía. Meses atrás ya capté cómo las cosas giran de forma drástica e inesperada. Pero mi mente aún tenía mucho que opinar sobre la curación. No podía sentenciar, todavía no estaba todo a merced del destino.

Los planos físico, mental, emocional y espiritual estaban estrechamente conectados y formaban una potente alianza interactuando entre sí. Si uno de ellos fallaba, los demás también se veían afectados. Precisaban estar alineados para trabajar a favor y evitar desequilibrios.

Tampoco debía adelantar el futuro basándome en hipótesis que quizá nunca sucedieran, como reflexionaba Montaigne diciendo: «Mi vida ha estado llena de terribles desgracias, la mayoría de las cuales no han sucedido nunca». Acepté la realidad y no presenté resistencia porque lo que resiste, persiste. Oponerse y negar lo evidente no eran buenas opciones.

Mi experiencia personal me ha mostrado que querer es poder y que la fortaleza mental ayuda a asumir circunstancias negativas, a soportar la presión, a poner la vista en el proceso y no en el resultado, a mantener la confianza, a aceptar la responsabilidad, a sobrellevar los síntomas o a tomar decisiones.

La falta de control sobre el dolor, los tiempos de convalecencia o la incertidumbre causan desesperación. Pero reducir ese impacto con una buena salud mental beneficiará la calidad de nuestra vida. Es increíble, pero cierto, cómo una inteligencia emocional trabajada proporciona pilares para soportar algunas fases de la curación.

Me centré en el ***aquí y ahora***. No adelanté acontecimientos, porque así solo perdería lo único que tenía: mi presente.

Cuidé y cultivé la mente y la espiritualidad. La fe es una maravillosa compañera de viaje.

Fui positiva e interioricé mantras como «Todo irá bien», «Soy fuerte» o «Lo conseguiré». Créelos, siempre funcionan y dan seguridad.

Me desviví por emplear prácticas que me conectaran con el momento presente y contribuyeran a alargar en el tiempo esas sensaciones placenteras. Apliqué técnicas de atención plena para aumentar la concentración, la ecuanimidad y el bienestar. Y, por supuesto, manifesté la espiritualidad a través de herramientas como la meditación, el yoga, la contemplación, el reiki o la oración.

La espiritualidad está estrechamente relacionada con la esencia del ser humano. Da sentido a la vida, independientemente de las creencias o la cultura de cada uno. A mí me permitía llegar a ese equilibrio interior que tanto buscaba. Transformó obstáculos insuperables en retos asumibles. La esperanza me sostuvo erguida y abrazando lo trascendente con el convencimiento de que todo iría bien. Pude comprobar que, realmente, no importa el tamaño del obstáculo, lo que importa es el tamaño de la fe. Por eso, desde entonces tengo presente el relato de las cuatro velas.

***

Las cuatro velas se quemaban lentamente.
En el ambiente había tal silencio que se podía oír el diálogo que mantenían.
La primera dijo:
—¡Yo soy la paz! Pero las personas no consiguen mantenerme. Creo que me voy a apagar.
Su fuego disminuyó rápidamente hasta que se apagó por completo.
Dijo la segunda:
—¡Yo soy la fe! Lamentablemente, a los hombres les parezco

superflua. Las personas no quieren saber de mí. No tiene sentido permanecer encendida.
Cuando terminó de hablar, una brisa pasó suavemente sobre ella y se apagó.
Rápida y triste, la tercera vela se manifestó:
—¡Yo soy el amor! No tengo fuerzas para seguir encendida. Las personas me dejan a un lado y no comprenden mi importancia. Se olvidan hasta de aquellos que están muy cerca y los aman.
Y, sin esperar más, se apagó.
De repente entró un niño y vio las tres velas apagadas.
—Pero ¿qué es esto? Deberíais estar encendidas hasta el final.
Al decir esto empezó a llorar.
Entonces, la cuarta vela habló:
—No tengas miedo, mientras yo tenga fuego, podremos encender las demás. ¡Yo soy la esperanza!
Con los ojos brillantes, agarró la vela que todavía ardía... y encendió las demás.
Que la esperanza nunca se apague dentro de nosotros y cada uno sepamos ser la herramienta para mantener la esperanza, la fe, la paz y el amor.

6. Costuras de oro

«Duele. Duele un montón. Pero va a pasar, y cuando sane, más fuerte vas a brillar, más alto vas a volar, más libre vas a soñar. Y vas a entender, que algunas historias terminan, para que otras mejores puedan empezar».

Antoine de Saint-Exupéry

Ya no podía estar más en la sala de reanimación (REA), había excedido los plazos habituales de permanencia. Pero la anestesista responsable de la sala consideraba que debía continuar allí. El proceso de recuperación de las funciones orgánicas y de los reflejos vitales no se había estabilizado. En esta unidad estaba monitorizada constantemente, así que la doctora retrasó mi salida un día más.

Después de dos días, la enfermera me comunicó que me subían a planta.

Raúl y mi hermano me esperaban. ¡Qué alegría volver a verlos! El celador acomodó la cama en su lugar mientras el personal de enfermería comprobaba los informes y ajustaba la aparatología que me acompañaba. Me instalaron nuevamente en la 439, según me encontraba, agradecía no estar en una habitación compartida.

El Dr. Bernáldez asomó la cabeza para saludar y pedirme que fuese a la sala de curas con él. Llevaba cuarenta y ocho horas inmovilizada en la cama. No me habían levantado para nada. Proseguían con los movimientos en bloque y aseándome en la cama, así que pensé que se había confundido con la petición. Pero apenas pasaron unos minutos volvió a buscarme e insistió.

No me atrevía a levantarme sola, por lo que tuvieron que hacerlo entre Raúl y un enfermero, que me llevaron prácticamente en volandas hasta la sala. Allí me esperaba mi otorrino con la expectativa de una respuesta más enérgica por mi parte.

—Raquel, hay que levantarse, poco a poco; no puedes quedarte en la cama.

Empezaban los mensajes subliminales, y no tan subliminales, en realidad. Era la hora de motivar para calentar el motor de la superación diaria, para poner a prueba la tenacidad. No debía regodearme en lo que no podía hacer, sino que debía centrarme en lo que era posible. Quizá el primer paso no me llevaría a donde quería, pero me sacaría de donde estaba.

Llegaban días para aprender qué era eso de empezar de cero. La transformación recibía el pistoletazo de salida para comenzar a construir los cimientos. Encaraba ese duro instante en el que cierras la puerta y te topas con la crudeza de tu realidad: la incógnita de no saber por dónde seguir, pero las circunstancias te empujan a averiguarlo. Tocaba reinventarse y dejar a un lado lo que hasta entonces me guiaba. Mi situación ya no era la misma y yo no podía seguir siendo la misma.

No podía tratarme como víctima porque solo me estaba exponiendo a un reto. Debía enfocar ese objetivo con precisión; nadie más podía sacar la fuerza para hacerlo por mí. Todos estaban para ayudarme, pero me correspondía a mí dar el paso.

Llegué a la sala de curas con sacrificio, pero allí estaba, sentada en el sillón frente al Dr. Bernáldez. Entre él y una enfermera retiraron los vendajes del cuello. Comprobaron los puntos de sutura, las grapas y el drenaje y, tras limpiar con sumo cuidado la zona, taparon de nuevo la herida. Observaba sus caras, sus gestos confirmaban que todo estaba en orden;

como más tarde lo respaldarían sus palabras. Tras compartir impresiones sobre algunos detalles de la cirugía, regresé a mi habitación.

Comenzaban a llegar regalos de bienvenida. Los teléfonos no cesaban de recibir llamadas y mensajes. Los ramos de flores se multiplicaban bajo el ventanal y, en pocas horas, la poyata quedó repleta de floreros sin un hueco libre, por lo que el improvisado jardín se extendió hasta el suelo.

Los libros apilados sobre la repisa de mármol compartían espacio con las flores e inspiraban mis horas de calma. Emocionaba contemplar tantísimas muestras de cariño. Sin ninguna duda, aquellos días fue la habitación más colorida de otorrinolaringología.

Todavía tenía el susto metido en el cuerpo por las horas vividas en la REA. Hasta ahora nunca había sentido tan próxima la fragilidad. Pensamos que estamos exentos de sufrir determinadas experiencias, como si fuera algo que solo les pasa a los demás, pero no, a nosotros también nos pasa.

Creemos que, si llevamos una vida ordenada, cuidamos lo que comemos, hacemos deporte y somos felices, no nos sucederá. Pero un día, ¡zas!, las creencias se esfuman y quedas atrapada en el polo opuesto de la realidad. Donde el desconcierto se instala y toca remar hacia la orilla más cercana, la del desconcierto.

Era consciente de que la vida que dejaba atrás cerraba una puerta que, probablemente, no llevaba a ninguna parte. Y por eso apareció el cáncer. Requiere análisis entender el juego, a veces resulta inquietante, pero habrá que llegar a unos mínimos de cortesía con los interlocutores que participan.

Intentaba ir paso a paso, sin fijar horizontes muy ambiciosos. Aunque comenzar de cero siempre provoca miedo y la incertidumbre encharca lo que encuentra a su paso, siempre queda el recurso de regresar a tu esencia y decidir cómo quieres vivir a partir de ahora. Horacio lo decía con esta elegancia:

«La adversidad tiene el don de despertar talentos que en la prosperidad hubiesen quedado dormidos».

Debía empezar a construir, y el primer paso era aceptar mi nueva realidad: padecer dolorida, acostumbrarme a la incomodidad de la sonda; ver ante el espejo una cara inflamada con la desviación de la boca; dormir semisentada; caminar como un robot. En definitiva, debía aprender a manejar la escasez.

En esos primeros días después de la cirugía conocí a Miguel. Desempeñaba su profesión al frente de la dirección médica y siempre tuvimos la inmensa fortuna de contar con él y con Moncho.

Miguel entró en la habitación y se presentó derrochando amabilidad. Beatriz, su mujer, desciende de una localidad estrechamente vinculada con mi marido. Le faltó tiempo, cuando supo de mi estancia allí, para acercarse a saludar y ofrecer su ayuda. Además, cada mañana, en su fiel visita, estaba pendiente de cualquier necesidad que pudiésemos demandar. Si algo se puede destacar de las situaciones desafortunadas es que revelan personas de una naturaleza muy especial.

Desde el principio pretendió esa conexión con su conversación sincera. Puede haber diferentes maneras de influir en alguien para que se calme, pero una de las más efectivas es contagiar tranquilidad con un lenguaje corporal y un tono de voz pausado. Miguel es hábil interpretando silencios y gestionando tiempos. Su cálida presencia y su escucha atenta producen efectos terapéuticos.

Incluso cuando yo no hablaba, él lo hacía para entretener mis horas. Charlábamos sobre su pasión culinaria o intercambiábamos recetas o preferencias literarias. Hasta me regaló con orgullo algún que otro ejemplar que atesoraba de las espléndidas crónicas y artículos que escribía en la revista de Quintana del Puente.

Las mañanas eran más amenas con el esmero de ellos. Su visita coincidía siempre con el médico de planta. Prudentemente, esperaban a que hiciesen las curas diarias e informasen sobre mi evolución y, una vez finalizado el parte matinal, si no había novedades importantes al respecto, cada mochuelo regresaba a su olivo.

A la par que los días discurrían, se reducían las capas de vendajes, las grapas y las costras en la cicatriz, aunque la sonda de la nariz permanecía allí.

En el primer AVE de la mañana siempre llegaba algún Palentino. En tan solo hora y media se ponían en Madrid. Nuestra familia se turnaba para darnos cobertura y arropo. Unos se iban en el día y otros, dependiendo de las circunstancias, se quedaban más.

El lenguaje del cariño se mantenía intacto cuando la comunicación verbal fallaba. Gracias a su ternura, recibía sostén emocional, momentos de intimidad cargados de significado; una demostración de interés tan solo movida por el deseo de que estuviera bien. Mis cuñadas se anticipaban a mis necesidades dándome soporte y muestras de afecto que no se las llevaba el viento. Mis hermanos me recomponían con miradas cómplices y detalles sutiles que enraizaban, aún más, nuestro vínculo. Y mis primas Elisa y Yoli, con sus manos y sus sonrisas, me transmitían el mensaje de que siempre estarían a mi lado, mientras permanecían sentadas en mi cama.

Así, entre mimos y fármacos, discurría la jornada.

A última hora me sentaba junto a la ventana para leer un ratito, si el dolor y las molestias lo permitían. Raúl, por su parte, bajaba a cenar y a estirar las piernas por los alrededores. No me dejaba sola mucho tiempo. Las noches también tenían sus propias inercias. Cuando él regresaba, con paciencia, tapaba las rejillas del aire acondicionado con papel higiénico. No funcionaba bien y, aunque era verano, no queríamos morir de hipotermia. Después, en el suelo junto a mi cama, preparaba la suya con mantas dobladas y se echaba a dormir. Bueno, lo de dormir es mucho decir. Más bien se recostaba y estiraba las piernas un rato, porque las interrupciones eran constantes, bien por mí o por otra causa. Al amanecer, antes del cambio de turno, recogía el improvisado camastro y dejaba la habitación en estado de revista hasta la siguiente vigilia.

En muchas ocasiones habría agradecido que los acontecimientos hubiesen sido más fáciles. Pero sin escollos, la vida queda privada de las enseñanzas que aportan estos. El desafío se había presentado para que entendiese algo. Quizá la necesidad de superarme y sobreponerme a los reveses, de valorar el esfuerzo y la perseverancia o que la dureza agudizase mi ingenio y me blindase ante los obstáculos.

Mi restablecimiento exigía un fuerte compromiso por mi parte. La cirugía precisó contundencia debido a que el tumor creció, infiltró y destruyó tejidos adyacentes, no se limitó a *recrearse* en mi cavidad oral, pero ahora gracias a Dios estaba exterminado.

La piel desgarrada por el bisturí dibujaba una cicatriz en forma de T que recorría el cuello a lo largo. Su visión impactaba por cuanto significaba. Era una costura sellada con grapas por entre las que sobresalía el drenaje. Ese zigzag no se borraría, pero tampoco deseaba ocultar su marca; al contrario, verlo ahí me permitía recordar y agradecer que seguía viva.

Las ganas de contemplar el remiendo tuvieron que esperar, justo hasta que el Dr. Bernáldez retiró el drenaje y descubrió la herida. Esa mañana me acompañaba mi madre. Mis padres habían llegado en el tren, y Raúl había aprovechado la coyuntura para desplazarse al hotel y asearse.

La enfermera nos pidió que la siguiésemos hasta la sala de curas, pero mi madre esperó fuera sin pasar. Prefirió intuirlo desde la distancia; encadenaba días haciendo de tripas corazón porque había tenido que asimilar junto a mi padre el dolor más triste que pueden soportar unos padres; la enfermedad grave de un hijo, y aún no estaba habituada a verme así.

Regresé a la habitación, apoyada en ella, después de ver todas las estrellas del firmamento. Rápido, busqué un espejo para contemplarme. Impresionaba la escalera de grapas que adornaban el cuello, pero a mí me parecía que destilaban vida.

Los japoneses creen que cuando algo ha sufrido un daño y tiene una historia, se vuelve más hermoso. El ***kintsugi*** es un arte japonés que recompone los pedazos rotos de cerámica con una resina de oro. De esa manera, las costuras resaltan en lugar de quedar disimuladas. Más que una práctica centenaria de reparación es una filosofía de vida.

Probablemente, yo tampoco volveré a ser la misma, no volveré nunca al estado anterior al daño, pero la reparación ha hecho que regresara la esperanza. Tal y como les ocurre a los objetos valiosos, me rompí y me fracturé. Y justamente desde esa imperfección nació mi autenticidad. No necesitaba camuflar esas huellas que me dejó la vida porque me hacían única. Debía seguir en pie y reivindicar mi valor al alza.

Creía, de forma equivocada, que mostrar vulnerabilidad me expondría en exceso a la opinión, pero provoca justo lo contrario. Somos seres empáticos y cuando nos abrimos a otros, se les activan también sus propios dolores. Era esencial dejar de buscar la perfección. Mis heridas no eran una debilidad, más bien todo lo contrario, han sido la fortaleza para atreverme a contar mi historia.

La comprensión, el tiempo y la aceptación serán el pegamento que repare las costuras de oro de nuestra vida.

7. Lo que de verdad importa

«Hoy en día sabemos cómo se hace todo, excepto vivir».

Sartre

Llegamos a Madrid para hacer la mudanza al apartamento que se convertiría en nuestra casa durante los meses de tratamientos. Al día siguiente, 20 de agosto de 2019, empezaba el ***rock and roll***. A primera hora de la mañana, quimio; después, rápido a comer y vuelta por la tarde para la sesión de radioterapia. Menudo debut me esperaba, pero estaba fuerte y animada.

Me había propuesto escribir a diario lo que fuese sucediendo. Deseaba que mis niñas conocieran a través de mis palabras los avatares de sus padres por este incierto camino que comenzábamos, que supieran lo que de verdad importa cuando la muerte ronda.

Estábamos citados a las 9:30 h para iniciar la quimioterapia, pero después de dos horas esperando a que me llamasen, resultó que no podían administrármelo. Por error, no aparecía incluida en las listas de ese día y nos comunicaron la nueva fecha. Sería el jueves 22. Así que salimos de allí resignados. Debíamos regresar unas horas después para la sesión de radioterapia que se mantenía según lo previsto.

Días atrás ya había recibido un par de sesiones de radio, así que contaba con vagos conocimientos, pero en breve inauguraba los de quimio y podría completar el juicio sobre la quimiorradiación.

Llegó el jueves. Había dormido seis horas seguidas sin levantarme. El malestar asomaba tímidamente, pero, de momento, el paracetamol lo mantenía contra las cuerdas. Por delante tenía un largo día lleno de experiencias nuevas, probablemente abrumadoras, pero la actitud con la que afrontaba el proceso era fundamental. Generalmente, la jornada en la sala de infusión de quimioterapia para una primeriza es intensa. No deja indiferente a nadie.

Celebraría el cumpleaños de mi hermano de una forma muy singular. Entramos con tiempo suficiente para realizar la extracción de sangre y completar los formularios. Contra todo pronóstico, estaba tranquila: ir concienciada alivió mi ansiedad.

El paso por la consulta de enfermería fue de unos minutos apenas, tan solo para pesarme, antes de pasar con la oncóloga. La Dra. Castelo, después de ver la analítica, nos hizo un escueto repaso del proceso. Al acabar solicitó que preparasen la medicación y esperamos en la sala a que lo subiesen de la farmacia de La Paz.

No tardaron en llamarme. Raúl me acompañó hasta la puerta del hospital de día, pero no pudo quedarse conmigo. Nos dijeron que no permitían acompañantes cuando había demasiados pacientes, como era el caso. Solo en situaciones puntuales o, a última hora, si no estaba el aforo completo, eran más flexibles.

Una sonriente enfermera me recibió. Después de la cordial acogida, la seguí hasta uno de los sillones abatibles. Era un espacio enorme que estaba dividido en diferentes estancias, todas ellas llenas a rebosar. Cuántas historias de dolor y superación albergaban esas paredes. El lugar que me asignó estaba bajo un ventanal por el que entraba un sol deslumbrante; era agradable.

Allí me senté confortablemente mientras ella hablaba de la medicación que iban a administrarme por vía intravenosa.

Sus palabras transmitían seguridad y experiencia. Me entregó una guía para que ojease los efectos secundarios de la quimio y una pequeña bolsita con muestras solares, dentales y colutorios que componían el set de bienvenida. Tras colocarme la vía para que el veneno sanador recorriese mis venas, acercó una silla. Se sentó frente a mí para desarrollar con mayor cercanía y lujo de detalles lo que debía saber. Me hizo recomendaciones nutricionales específicas y me dio pautas de higiene y cuidados necesarios. Al cabo de un buen rato de explicaciones, consejos y bromas, dio por concluida la tertulia. Antes de irse me informó de que en cinco horas aproximadamente estaría lista para volver a casa.

Nada más irse abrí el libro y me puse música relajante en el teléfono. Salí de mi ensimismamiento porque en el butacón de al lado se sentó Rosa. Otra debutante francamente nerviosa que no tardaría en desmoronarse. Su marido entraba y salía de la sala con intención de reconfortarla, pero no lo conseguía. Temblaba como una hoja zarandeada por el viento.

Las enfermeras le permitieron seguir a su lado, eran conscientes del delicado momento que atravesaba. Solo cuando comenzó a llorar por la tensión acumulada, entré en escena. Me quité los cascos y me presenté. Le dije que también era mi primer día allí, que no se asustase porque parecía más de lo que en realidad era. Conforme hablamos, se serenó y distrajo su foco de atención. Mutuamente nos insuflamos valor para la incierta andadura.

Acabé la sesión antes que Rosa y me despedí de ella hasta veintiún días después, cuando coincidiríamos de nuevo. Pero era hora de partir, yo debía continuar la marcha, no podía entretenerme porque a las cuatro de la tarde regresaba, esta vez para la radioterapia, y antes tenía que comer.

Ese fue el primer día para muchas cosas. Pero el tiempo lo hizo memorable, conseguí alejar debilidades y hacer emerger fortalezas escondidas. Despuntaba un insolente coraje y crecía ante la adversidad. Aunque, eso sí, tener hijos y estar enferma eleva el miedo hasta el infinito. Ser madre da otra visión de la vida; no quieres perderte su presente ni su futuro ni nada, solo suspiras por estar, por custodiarlos en sus caídas y sus triunfos, en sus desazones y sus alegrías. En una situación así, los hijos son el mejor propulsor que pueda existir.

Me resultaba especialmente difícil separarme de mis hijas. Se quedaban en Palencia con mis padres y mis hermanas, que las cuidarían con mimo, pero llevaban un año durísimo por las circunstancias familiares acontecidas. Además, desaparecíamos nosotros de su lado. La idea me intranquilizaba, pero no tenía mucha capacidad de maniobra al respecto. Los tratamientos eran intensivos de lunes a viernes, y los fines de semana quedaban libres para verlas. Sabía de antemano que la coyuntura se iría complicando a medida que avanzasen las sesiones y se redujera mi disposición para viajar.

Nunca habíamos estado tanto separadas, pero claro, tampoco antes había tenido cáncer. Sacrificar tiempo de estar con ellas fue lo más duro. No podía consolarlas y abrazarlas a pesar de intuir su miedo en la distancia. A menudo, pensamos que los niños tienen una capacidad de adaptación mayor que los adultos, y es cierto. Que los desafíos les dotan de un valor añadido, también lo es. Pero no es menos cierto que descubrir la transitoriedad de la vida en sus progenitores les sacude de una forma tremenda que los adultos no podemos ni imaginar.

Las exigencias derivadas de la enfermedad y sus tratamientos cambian el ritmo familiar. No solo los afectados sufrimos, también la familia debe aprender a convivir con el dolor. Desconocía cuál era la fórmula para resistir sin medida, aunque intuía tímidamente la que se iba a perfilar sobre las demás. Pero aún quedaba viaje por delante antes de regresar con mis pequeñas heroínas.

Cuando el contador de la cuenta atrás se pone en marcha, recuerdas que la vida es finita y, entonces..., la percepción cambia por completo. Comienzas a distinguir lo urgente de lo importante, a no perder el tiempo, a distinguir con quién quieres estar. Empiezas a preguntarte por el sentido de todo, a reflexionar sobre lo esencial. Y sorprendentemente, son los pequeños detalles que damos por sentados los que verdaderamente añoramos.

Tenemos la obligación de ser felices y dejar la vida un poquito mejor de lo que la encontramos, porque es un regalo. Para ello son imprescindibles fuertes dosis de entrega, pero vivimos en el mundo de las prisas donde prima el envoltorio y la apariencia. Corremos demasiado para no llegar a ninguna parte. Pasamos los días estresados, afligidos y desenfocados de lo que de verdad importa.

Damos por supuesto que debemos tener salud hasta que nos falta, que estaremos rodeados de personas que nos quieren hasta que se van o que estamos llenos de vida hasta que la perdemos. Acumulamos infinidad de razones por las que agradecer y celebrar el presente. No es mi intención dar una lección de moralina, tan solo pretendo contar una experiencia de lo vivido. Es decir, si esto que me pasó a mí puede ayudarte en algo, me daré por satisfecha.

El cáncer despertó una machacona idea en mi cabeza. Pretendía transmitirles a mis niñas lo que de verdad importa cuando el filo de la navaja amenaza. No trataba de abrumarlas, pero sí de inculcarles el verdadero sentido de estar viva. Decidí escribir esta historia para ellas nada más poner los pies en Madrid, justo el día en que comencé los tratamientos. Me faltaban tantas cosas por explicarles, así que elegí contarles qué hacía palpitar mi corazón cuando todo se oscurecía. Necesitaba que supieran de lo sustancial, sin pasar por el trance. ¡Para eso estaba yo!, para brindarles mi experiencia y ponerla a su disposición. Mi testimonio podía hacerles reflexionar sobre sus aspiraciones en un futuro, o conmoverlas para que la onda expansiva de su valentía tuviese mayor propagación.

Me discipliné a diario rellenando cuadernos, cuando la vida pendía de finos hilos. Aprovechaba las noches y aquellos ratos en que la enfermedad lo permitía. Sabía con certeza que las curvas llegarían y tendría que poner la pluma a descansar. Debía espabilar. Eran demasiadas incógnitas por despejar ante lo único inalterado: la tarea que tenía por delante. Era consciente de que podía perderlo todo en un abrir y cerrar de ojos y las preocupaciones y los problemas se volvían insignificantes ante algo de esa magnitud.

En el vuelco de un instante..., lo emocional dominaba a lo racional. No podía aplazar nada, así que escogí ser osada y no perder el norte. Me centré en el presente para no caer en la trampa del ***ojalá, si hubiera un mañana***. Redefiní prioridades y acomodé en las primeras posiciones de la lista el amor, las relaciones familiares, el agradecimiento, la amistad. Obtendría mejores resultados anteponiendo lo absoluto a lo relativo.

Siempre habrá ocasiones, y desde luego para mí ha sido esta claramente, en que una debe pararse y preguntarse qué es lo más importante. Nos creamos demasiadas expectativas, pero llegados a este punto todo se simplifica de una forma pasmosa. No es lo que tenemos, sino a quién tenemos. La vida carece de sentido sin aquellas personas a las que amamos. La decisión más sensata es invertir en ellos y reunir temple para vivir la vida que quieres a su lado.

El amor, en la teoría, es el impulso más poderoso para mover al ser humano, pero paradójicamente, en la práctica, no es así. Solo cuando las complicaciones se manifiestan volvemos de forma natural a nuestros orígenes. Y lo que prevalece y nos estimula no es más que eso, el amor a nuestros hijos, a nuestra pareja o a nuestra familia y amigos. Es un sentimiento atronador que nos humaniza y da sentido a la existencia.

No busquemos felicidad en falsas quimeras cuando la tenemos al alcance. No ignoremos aquello que damos por hecho, porque de ahí proviene la mayor satisfacción.

Lamentablemente, hay demasiado ruido en nosotros y a nuestro alrededor, y eso nos impide escuchar la melodía. Lo esencial es invisible a los ojos. El verdadero valor no siempre es tan evidente, pero nada es eterno, así que no nos creemos compromisos innecesarios.

Vivir es lo que de verdad importa. Más allá de las dificultades que se presenten, es una experiencia extraordinaria; no somos conscientes de lo privilegiados que somos. No todo ha de ser glamuroso o espectacular para que importe; los pequeños detalles valen. ¿Cómo no van a valer si hacen inolvidables muchos momentos e incluso tienen el poder de transformar nuestros días?

No esperemos que algo, preferiblemente dramático, nos sacuda para apreciar los dones otorgados. Sensaciones naturales que nos pasan inadvertidas como no sentir dolor, respirar sin dificultad, tener movilidad o contar con el cariño de los nuestros deberían hacernos sentir colmados. No depende de la realidad que vivamos, ¿por qué buscar fuera lo que interiormente nos responde?

Miremos de manera sencilla la vida, desde la simpleza de lo cotidiano. Vivamos lento y dejando un lugar para lo importante. El auténtico legado que aspiro a dejar a mis hijas empieza aquí: influyendo en ellas con el ejemplo, con la veteranía que da el haberte mojado en la tempestad.

Horas de soledad, silencio e introspección. La paciencia que entrenas en un juego enriquecedor lleva a gestar lo que ansías dejarles. Es una formación en valores que consolida su desarrollo personal, que puede enseñarles a encontrar el verdadero sentido y convertirse en el mapa que trace su ruta cuando aparezcan tinieblas.

Únicamente puedo inculcarles algo convirtiéndome en un modelo inspirador para ellas; dejando grabadas en su memoria todas aquellas experiencias que les impactaron de una forma u otra. Debo sembrar cuanto antes esa tierra fértil. No estaré eternamente a su lado y soy responsable del patrimonio emocional que les dejo.

Una herencia ambiciosa les legaría para su futuro si conseguía dotarlas de profundas raíces y fuertes alas; unas raíces que les aportasen firmeza e identidad para sustentarse, y unas alas que les permitieran llegar tan lejos como quisieran. En fin, un patrimonio nada desdeñable para mis niñas.

8. Mi razón de vivir

«Dicen que antes de entrar en el mar, el río tiembla de miedo. Mira para atrás todo el camino recorrido, las cumbres, las montañas, el largo y sinuoso camino abierto a través de selvas y poblados, y ve frente a sí un océano tan grande, que entrar en él solo puede significar desaparecer para siempre. Pero no hay otra manera, el río no puede volver. Nadie puede volver. Volver atrás es imposible en la existencia. El río necesita aceptar su naturaleza y entrar en el océano. Solamente entrando en el océano se diluirá el miedo, porque solo entonces sabrá el río que no se trata de desaparecer en el océano, sino de convertirse en océano».

Khalil Gibran

En una ocasión, mi marido me insinuó que esta enfermedad podía venir con un manual de instrucciones bajo el brazo, pero desgraciadamente no es así. Tanto el que la padece como los que la sufren están bastante perdidos. Requiere su tiempo identificar cuáles son los mandos para ponerse al frente. En muchas ocasiones, la familia no sabe qué hacer o cómo tratarnos. Lo intentan con ahínco, pero es una vivencia bidireccional enormemente exigente.

Lo extraordinario que tiene la vida es compartirla, aunque no siempre conseguimos hablar en el mismo idioma cuando las dificultades aprietan. Hacen falta dosis elevadas de paciencia y, sobre todo, amor, mucho amor, para demostrar empatía en la adversidad. Es solo entonces cuando se manifiesta la dimensión real de las personas. No sirven las apariencias, ya que las máscaras caen y los sentimientos velados se desvanecen. Todo sale a la luz porque la desdicha proyecta las peores miserias del ser humano, pero también los actos más increíbles.

Mientras los días se sucedían con cotidianidad, mi realidad era otra, había cambiado. Desbordada por el parón, me colaba en un contexto ralentizado. Me sentía apabullada por la llamada del precipicio cuando la vida palpitaba alrededor. Me creía tan especial, sin ser protagonista de casi nada, que me costaba entender que salía del juego por un periodo indefinido y no pasaba nada en el mundo; ahí fuera, la vida seguía su ritmo de siempre.

Sabía por quién vivir, pero a veces se me olvidó que las personas que me quieren, en cierto modo, también enfermaron. No contemplaba otros recorridos lejos de mí. No era imprescindible que padecieran mis dolores o llorasen mis lágrimas para comprenderme. No todo valía porque yo estaba sufriendo.

Si mi vida frenó en seco, la de ellos rodaba a cámara lenta. No disponían de remedios para mi pesar, ni certezas para mis desvelos. No era necesario infligirles más daño del que ya soportaban, pero sí lo era ofrecerles una buena actitud y la mejor disposición para encender su esperanza. La supervivencia va de levantarse, caer y volver a intentarlo. No podía fallarles.

El regalo más valioso que podía hacerles con la enfermedad era revertir su significado: sobrevivir y demostrar el potencial que llevaba de fábrica. Mi familia siempre me apoyó sin perder la fe en mí, y siempre colaboraron como pudieron o supieron. Mi marido y mis niñas, en primera línea, apagaban todos los fuegos mientras presenciaban cada esfuerzo, cada logro y acallaban sus temores.

Ellos han estado ahí cuando no he sido agradable ni atractiva, cuando he descargado mi frustración y he sido injusta, en aquellas ocasiones en que el sufrimiento me impedía ser considerada y merecer estar a su lado. Son lo más bonito de mi vida.

Mis niñas aún no sabían demasiado de la vida. Pero si algo conocían a la perfección era cómo el cáncer clavaba sus afiladas garras en nuestra familia. María y Marta ya no eran tan pequeñas (tenían 13 y 11 años en esa época) como para no darse cuenta de que algo importante se mascaba. Y aunque llevaban la mosca tras la oreja desde hacía días, no quisimos explicarles nada hasta tener las respuestas a todas sus preguntas.

Demasiadas conversaciones telefónicas y caras de póker a su alrededor. No obstante, quisimos esperar al fin de semana para contarles, en un ambiente distendido, los cambios que nos esperaban a los cuatro. Elegimos el sábado, que nos ofrecía muchas horas por delante para compartir emociones y poder reconfortarlas en la intimidad.

Así que nos aventuramos con el cometido. Raúl y yo habíamos decidido desayunar en una cafetería que les encantaba. Llegado el caso, sus caras circunspectas podrían mudar ante enormes batidos o zumos de sabores. Nos pareció una solución perfecta si la tensión se precipitaba.

Entre tostada y tostada, les transmitimos el mensaje con claridad. Cáncer no siempre significa muerte, aunque ellas lo tenían grabado en su memoria de otra manera. Nos movíamos en un terreno ya abonado y la misión no era sencilla. No les ocultaría nada, aún a sabiendas de que su alegría se teñiría de negro al pronunciar de nuevo esa palabra.

Probablemente, ya tenían preparada la pregunta en la recámara desde hacía días. Y, como de costumbre, nos sorprendieron.

—Pero, mami, ¿es cáncer?

—Sí, mi vida, pero todo va a ir bien. Podéis estar tranquilas.

No fue actitud lo que salió de mi boca, fue convicción. Las dos nos miraban con sus enormes ojazos. Primero a Raúl, después a mí y viceversa. La confirmación les asustaba, pero pedían conocer el nombre con sinceridad. Si era la misma enfermedad que se llevó al tío Rafa y al abuelito Antonio. Solo querían escucharlo porque las demás conjeturas las tenían resueltas en su cabeza.

Aun así, era primordial que lo entendieran. Su padre y yo no estaríamos a su lado para comprobarlo, y la distancia provoca demasiada confusión. Y ya llevaban unos meses muy difíciles. Las dos desayunaban en aparente calma. Presentí en lo más hondo de mi corazón que mis niñas se hacían grandes de golpe, pero actuaron sin dramas.

En los días sucesivos llegarían los temores. Pero por siempre serán mis pequeñas heroínas, y no solo por aceptar lo inevitable, con buen temple, sino por su valentía teniendo en cuenta su edad y los antecedentes vividos. En aquellos meses descubrieron sus fantasmas en silencio para no preocupar a mis padres aún más. Demostraron no solo madurez, sino también una grandeza que sobrecoge si pienso en su dolor.

Durante el periodo de tratamientos pude verlas ocasionalmente, pero no pude disfrutar de una relación maternofilial plena hasta muchos meses después, ya que mi estado físico era lamentable. Al finalizarlos, regresé de nuevo a casa con ellas. Pero todo había cambiado.

Encontraron algo que jamás habían visto y que, mientras estuve lejos, traté de evitarles: el sufrimiento de una madre anulada por el dolor que no se levantaba de la cama y apenas podía comer. Las pobres estaban desoladas.

Creían que, con mi vuelta, lo peor había pasado, que todo había terminado; pero comprobaron que esa suposición distaba bastante de la verdad. Los momentos oscuros los habían vivido de pasada, en fines de semana esporádicos o desde la distancia. Pero ya en casa era imposible ocultarlo, no existía fórmula mágica para disfrazarlo.

Los tres se habituaron al papel que les había caído impuesto: el de ser mis pacientes cuidadores. Se ocupaban de preparar y administrar la barbaridad de fármacos que tomaba, y apuntaban con rigor los horarios y las dosis. De vez en cuando se rompía la desidia en la que nos hallábamos envueltos, cuando las niñas se disputaban el uso del triturador para partir las pastillas. Ellas se preocupaban de que todo estuviese perfectamente dispuesto. El agua en el humidificador, el bolígrafo junto a la libreta, los aerosoles, los vasos desechables para la anestesia de la boca... Después me incorporaban en la cama rodeándome de cojines y se acurrucaban a mi lado. Me acariciaban y me besaban hasta que yo volvía a la vida devolviéndoles algún mimo.

Sé que era inevitable y hasta donde pude lo remedié. Siempre las había protegido con celo para que nada las hiriese, para evitarles en lo posible cualquier sufrimiento. Pero en esa situación se enfrentaban a la más inmensa incógnita sobre la recuperación de su madre. Un bulto de pocos kilos que no reaccionaba, que no tenía vitalidad ni alegría. Tanto cuidarlas y no podía protegerlas de mí misma. No quería causarles más tristeza, pero un sentimiento de culpabilidad por trastornar su felicidad me consumía.

Una vieja ley física dice que es difícil romper la inercia, aunque si me esforzaba, seguro que algo podía hacer con el principio de la dinámica de Newton. Me encontraba sin fuerzas y con las ganas de luchar apagándose... Pero fue entonces cuando me lo propuse con más firmeza que nunca, aunque sin renegar de los días de frustración provocados por los bandazos de ir a la deriva y sin rumbo. Tocar fondo me hizo despegar y tomar conciencia de que otros vientos llegarían.

A mis niñas no les dolía la vulnerabilidad de mi cuerpo, sino el sufrimiento que causaba en mi mente. No les impactaba la visión de mi delgadez extrema ni la imposibilidad para comer o desplazarme; las desconcertaba el no saber dónde había ido su madre.

Gracias a largos meses remando contra corriente y a su entrega, el día a día fue ganando claridad. El amor superó imposibles haciéndolos probables. Si deseamos algo con toda el alma, el universo conspira a nuestro favor para que lo consigamos. Así que no podía defraudar a este equipo que siempre me reflotaba.

Por supuesto que los nacimientos de mis hijas se encontraban dentro de los instantes más memorables de mi existencia, pero el día que conocí a mi marido hice el pleno. No tardé en darme cuenta de que él era con quien deseaba compartir mi vida. Juntos disfrutábamos de ella, incluso cumplíamos los requisitos que se deben dar en una pareja, como cuenta Desjardins en ***Una vida feliz, un amor feliz,*** para vivir en armonía. Aquellas condiciones que son clave para mantener el bienestar emocional:

- que fuera un amor fácil y fluyera sin demasiado esfuerzo;
- que las naturalezas de ambos no fueran demasiado incompatibles;
- que los miembros de la pareja fuesen verdaderos compañeros;
- tener fe y confianza plena en el otro;
- el deseo espontáneo de que el otro estuviera bien por encima de nuestros miedos o carencias.

Pero el cáncer trastocó nuestros planes de felicidad y los dos tuvimos que poner de nuestra parte para hacer frente a los obstáculos obedeciendo al dedillo el juramento nupcial: «... prometo serte fiel, amarte, cuidarte y respetarte, en lo bueno y en lo malo, en la riqueza y en la pobreza, en la salud y en la enfermedad, todos los días de mi vida». En lo bueno y en lo malo prometimos. Y así ha sido. Bueno con él, todo, y lo menos bueno también ha sido más llevadero a su lado.

Una circunstancia de esta envergadura desestabiliza o fortalece la relación, pero sin ninguna duda sería el punto de inflexión para nosotros. La enfermedad se había convertido en la piedra angular en torno a la cual giraba nuestra existencia. Suponía una fuente importante de desgaste, una amenaza para la armonía familiar y de pareja, pero saldríamos reforzados.

El mayor valor intrínseco que poseíamos cuando nuestra vida entró en caída libre era la capacidad de adaptación. Nuestra habilidad para superar situaciones críticas fue directamente proporcional a la posibilidad de creer que podíamos superarlas. Dotó de una madurez superior la relación y aprendimos a no dejar nada para mañana y a sobrellevar con dignidad el incierto camino.

Le correspondió ser mi compañero de vida. A mi lado incansable, sin huir del estigma, ni soltarme la mano. Su mirada me enviaba aliento, mientras con anhelo esperaba que recuperase la risa. Hizo fuerte el amor con su ternura y encendió la esperanza. Fue una auténtica demostración, y eso que a veces hubiera entendido que se fuera lejos. Pero ya está, mi vida, todo acabó.

Siempre generoso, puso mi bienestar por encima de todo. Soy consciente de sus sacrificios, de los sinsabores y nuevos roles que asumió. Vivimos al filo y vencimos; conquistamos la prueba y salimos de las aflicciones. Los cuatro unidos, trascendimos el ayer y engañamos las penas.

Tan solo queda devolverles lo que recibí, transmutar sus desvelos por coraje para vivir. Gracias a su combustible llegué a la meta más nítida que jamás vi. Ellos son mi razón de vivir.

9. Allí donde vive lo eterno

«No morimos porque estemos enfermos, morimos porque estamos vivos».

Montaigne

Lloras a solas y amargamente cuando adviertes que la vida se escapa. ¿Estaba preparada para morir? No, rotundamente, no. Una retahíla infinita de asuntos por concluir me bombardeaba para no dejarme partir. Recapacitaba sobre lo que aún me quedaba por hacer, los miles de historias por vivir, los montones de momentos que compartir. ¡Tantas cosas me perdería si me vencía la enfermedad! No estaba lista para despedirme, necesitaba más tiempo.

Trataba de hablar lo menos posible de ese tema, no era tabú, pero prefería no tocarlo por las sensibilidades que despertaba. De manera forzada comencé a interiorizar mi propia muerte, ya que no por mantenerla lejos conseguiría evitarla. Me propuse crear otros escenarios sabiendo que vivía de prestado.

Estaba ahí y al día siguiente tal vez no. Esa era la verdad. Creí que llegaría a vieja sin problema y que la muerte solo les tocaba a los demás. Actué como si tuviera días de sobra, pero asumir la transitoriedad despertó mi conciencia. No podía perder un segundo. Comprender esa fugacidad fue el aliciente perfecto para empezar a vivir con sensatez.

Caminaba por la vida con firmeza. No se me ocurrió que nada pudiera complicarse, porque presuponía que me encontraba fuera del rango, total, era joven y sana no debía preocuparme. Pero me explotó en la cara mi condición mortal.

En cuestión de segundos pasé a estar sentada en los pasillos de un hospital esperando resultados para seguir en la vida. Enfermar no entraba en mis planes, quedaba lejos de mi radar, pero la enfermedad se encargó de mostrármelo con rigor reduciéndome a un ser indefenso y diminuto.

Debía empezar a escucharme. Supuse que fui esquiva con la fatalidad y quizá hasta llegué a sentirme invencible. Pensaba que mostrándome distante lograría evitarla, pero es indudable que soy frágil y el entorno puede mudar en un abrir y cerrar de ojos. No obstante, apenas reflexioné sobre ese aspecto.

Por mucho que perteneciera a la cima de la cadena alimentaria estaba dentro de las probabilidades. No era intocable y tuve que aprender a procesarlo sin quedar destruida por ello. No era inmune, ¿para qué resistirme a la decadencia? De nada valía, solo entregarme sin reservas.

Jamás busqué una respuesta al pronóstico desfavorable. Una explicación plausible para la enfermedad. Ya la tenía, ¿por qué a mí no? No pronuncié ese grito de rebeldía, no indagué, ni tuve sospechas aclaratorias. En ningún momento lo viví con rabia, culpa o resignación. No había mala suerte o un destino fatal, tan solo ganas de sobrevivir. Esa revelación repentina la afronté con mirada compasiva, y fui capaz de justificar que son cosas que pasan, que era mi vida y tendría que vivirla con lo que me deparaba. ¿Por qué rastrear de forma obsesiva una justificación racional para algo así?

Cada minuto es irrepetible y lo vivido no vuelve. Inútil fue esperar la perfección para entender finalmente que la tenía, pero no había sabido verla. La muerte siempre está ahí, conviviendo con la vida, rondando silenciosa. Trunca vidas cargadas de sueños, pero su cercanía me abrió los ojos. Enfrentarse a ella fue una misión complicada con altibajos emocionales, aunque también se convirtió en un periodo de comprensión y crecimiento personal.

Algún día todo terminará, aunque el miedo a la enfermedad y a la muerte nos persigue. Llegan sin avisar, pero me enseñaron a dialogar con lo que tenía silenciado. Produjo una conmoción que rompió los esquemas preestablecidos cuando proyectó su alargada sombra sobre mí. Eludí mirarla cara a cara, opté por ser desmemoriada. Pero, aunque intenté darle la espalda, es una realidad que nos iguala a todos y produce espanto.

Nada es para siempre, aunque el afán por vivir ensanchó mi universo. Y el gran misterio me invitó a dejar las bobadas intrascendentes, que me mantenían entretenida. A quienes vivimos esta experiencia y la superamos se nos concede la posibilidad de evaluar de nuevo la existencia. Pero no todas las aventuras acaban con un final feliz.

Decía Machado que la muerte es algo que no debemos temer porque, mientras somos, la muerte no es, y cuando la muerte es, nosotros no somos. Expresado así es una dicotomía que no debía perturbarnos. Lo que nos provoca el desasosiego es ser conscientes de lo que podemos perder.

Sin embargo, esta dualidad está presente en todo lo que nos rodea. No existe el día sin la noche, la tristeza sin la dicha o la vida sin la muerte. Por mucho que nos pese no se excluyen. No podía rechazar una sin negar la otra; no se oponen, perviven juntas, aunque resulte complejo integrar ambos extremos y trasladarlo a lo terrenal, a cuando toca piel, que es verdaderamente como se entiende la dimensión real de las cosas.

Era paradójica la forma en que la muerte me hacía reflexionar no sobre ella, sino sobre la vida. Sobrevivir me enseñó que preocuparse no sirve de nada. En cambio, ocuparse reporta grandes beneficios: lecciones como que el instante que cuenta siempre está en el presente, que los errores son los maestros y traen los mejores frutos, que la gran fortaleza está en el interior y no fuera, que es más gratificante iluminar que brillar, que la fe mueve montañas y que la esperanza nos hará soñar con alcanzar el final.

Un antiguo refrán dice que: «Cuando aprendemos a vivir aprendemos a morir». Pero tal vez no sea imprescindible presentir el final para valorarlo. No obstante, hasta entonces, la mentalidad de que podía no despertar para ver un nuevo día no se dio nunca en mi cabeza. Lo interpretaba como un hecho no como un milagro: así de soberbia era con la vida.

Nos creemos inmortales, pero todo tiene fecha de caducidad. Nacemos para morir, forma parte de nuestro ciclo natural, aunque sea una realidad que prefiramos que se retrase o que no llegue. No somos eternos, moriremos queramos asumirlo o no. Personalmente, me comprometí con la vida haciendo mi propia lista de deseos con aquellos ***pendientes*** que me gustaría cumplir antes de partir. Ese ejercicio sacó emociones dormidas y destapó lo que realmente me movía para vivir.

A lo largo del camino sufriremos pérdidas que nos marcarán hasta el final de nuestros días. La primera vez que el cáncer me sacudió con una fuerza insoportable fue cuando descubrí por casualidad que la abuelita Herminia lo padecía en una fase ya del todo irreversible. Entonces era una adolescente que no conocía la devastación que provoca la pérdida de un ser querido. Era la primera vez que me enfrentaba a la muerte y a todo el sufrimiento que le precede antes de que esta acontezca.

Me rompió el corazón cuando murió. Recuerdo cada fracción de segundo de aquel desolador día de abril como si fuera ayer. Solo el paso del tiempo ayudó a transformar el dolor en nostalgia y la sensación de vacío se fue disipando. Cuando tenemos una pena, necesitamos llorar y aceptar la pérdida, porque el amor de verdad no se desvanece con la muerte, sino que pervive en el recuerdo.

La complicidad que tuvimos trascendió los límites de la eternidad compartiendo hasta enfermedad. Rememoré más allá del espacio y del tiempo la agresión en su cuerpo y reviví en el mío lo que se escapó de aquel sufrimiento del ayer.

Ahora entiendo la serenidad en lo más recóndito de mí esperando salir. Era su cálida presencia sin abandonarme a mi fortuna, acompañándome. Pensar en ella me hace mejor persona. Conmigo estuvo en esta vida y en todas las que vengan porque vive en mi corazón. No poseo un lugar más extraordinario para llevarla que allí donde morará por siempre lo eterno.

Sé que la muerte no es el final de quienes amamos. Por más años que pasen, seguirán protegiéndonos y guiándonos. En la felicidad, en la tristeza, en lo cotidiano o en lo inolvidable una conexión que todo lo traspasa. Habían pasado muchas lunas desde aquel día. El cáncer hizo alguna que otra aparición para mostrar su temible cara a personas muy queridas incluso a buenos amigos. Aunque no se quedó mucho entre nosotros haciendo de las suyas, fue benévolo.

Pero llegó diciembre y su intención varió. Estaba acabando 2018 y ese fatídico año se llevaría la vida de mi cuñado con él. Tampoco el nuevo traería salud, más bien todo lo contrario, nos regaría con más sufrimiento en forma de cáncer. En abril falleció mi suegro y en junio el áspero visitante vino a por mí.

El desgaste que produce tener un familiar con una enfermedad terminal es brutal. Enfrentarse a la muerte es un proceso duro y cargado de altibajos, pero cuando lo padece alguien a quien quieres es insufrible por la angustia y la impotencia que genera lo irremediable. Probablemente, el padecimiento propio se tolera mejor, al menos te da la posibilidad de gestionarlo.

El cáncer entró como un elefante en una cacharrería, devastando todo lo que encontró a su paso. Sin ninguna contemplación, arrasó de forma desgarradora con la vida de mi cuñado, se llevó nuestra esperanza y su alegría en un instante y nos dejó tan solo tristeza por los sueños truncados de una familia.

Pero tú, Rafa, siempre apuraste la vida con entusiasmo. Añoro un regreso imposible. Te fuiste como viviste, con coraje y en silencio, sin dramáticos aspavientos, y nos dejaste una herencia de hondo calado: tu esposa, una mujer de talla y valía sobrecogedora, capaz de encajar los golpes más duros de la vida sin perder la sonrisa, al frente de unos hijos valientes como pocos. Cuánta gallardía detrás de un sufrimiento inconcebible.

Me siento muy afortunada y orgullosa de los lazos afectivos que nos unen. Una experiencia así zarandea tu mundo y lo pone del revés y se convierte en un laberinto donde perderse. Pero mi cuñada y mis sobrinos tienen esa grandeza de alma que graba y estampa el dolor en situaciones irreversibles.

Los recuerdos de nuestros seres queridos que ya no están producen una melancolía hiriente. Requiere que caigan hojas del calendario poder rememorar sin lamento lo que nos dejaron: vivencias, consejos entrañables o minutos exprimidos junto a ellos. Pero eso demanda un proceso de adaptación, después de superadas las fases del duelo (negación, ira, depresión, aceptación) para comprender que lo que de verdad desean es que seamos felices y sigamos adelante con nuestra vida.

El desconsuelo por su ausencia solo lo aliviará acordarse de lo positivo, revivir con cariño los momentos alegres y regresar a los instantes de complicidad. El clamor del ayer motivará el presente porque el amor no muere y esta emoción nos dará sustento y los mantendrá vivos en nosotros.

Recordar cómo vivían, amaban o disfrutaban es vital para seguir. Más que hablar de muerte, hablaré de vida porque mientras vivan en nuestro corazón jamás se habrán ido del todo. Su luz no se apagará, porque cuando las personas que queremos se van, pasan de vivir con nosotros a vivir en nosotros.

El mejor modo que conocía para honrar su memoria era vivir de la forma más plena que pudiera, rendir tributo a mi vida, agradecer estar aquí, transmitir lo que de ellos germinó en mí y difundir por siempre su legado.

La muerte me acercó a la vida.

10. El propósito

> «Los dos días más importantes en la vida son el día que nacemos y el día en el que encontramos el porqué».
>
> Mark Twain

No todas las personas se lo plantean, pero mi condición humana me empujó a darle un sentido más trascendente a la vida. En repetidas ocasiones me había preguntado acerca de ello, pero es a raíz de padecer el cáncer cuando se instala en mi cabeza de una forma más insistente. Me parecía un deber y una responsabilidad desvelar ***mi porqué*** para aprovechar al máximo este destino.

Vivimos bajo una crisis de identidad permanente. Nos distraemos en cosas superfluas que nos atolondran, quizá por eso no me detuve con antelación a recapacitar con sosiego. Danzaba al son de la mayoría, pero sin saber por dónde sonaba la música. Sin embargo, los momentos controvertidos se presentan sin aviso y es esencial conocer el ancla que estabiliza.

El cáncer puso en mi mente una certeza incuestionable: que moriré, pero antes de que esto suceda pensé en cómo había vivido. Si había tenido sentido mi vida hasta ahora, si había dejado huella o si había contribuido de alguna manera a este mundo antes de abandonarlo. Hubiera deseado no llegar tan pronto a esta encrucijada, pero después agradecí que no fuera al final de mis días cuando considerara temas existenciales, cuando ya no quedaba margen de maniobra para recapacitar y enmendar los errores.

La enfermedad me colocó frente a mí misma y me obligó a reflexionar, a esclarecer mi trayectoria por la vida. La adversidad construyó un sólido temperamento. Necesité de estrategias claras cuando aquello que estaba bajo control dejó de estarlo. Mis antiguos esquemas no servían y los recursos de siempre se habían quedado obsoletos.

Fue entonces cuando el coste emocional nubló la visión. Debía encontrar de nuevo el sentido, pero requería calma, silencio y ahondar con honestidad para escapar de la modorra mental. Aunque nada más poderoso para sobreponerse que tener un cometido en la vida. Quien tiene una razón para vivir acaba hallando el modo.

«El secreto de la existencia humana no solo está en vivir, sino también en saber para qué se vive», decía Dostoievski. Lo menos frecuente en este mundo es vivir, la mayoría existimos. Estamos dirigidos por multitud de ideas preconcebidas que nunca cuestionamos. Lo que hace prácticamente imposible que salgamos de nuestra zona de confort y expresemos inquietud por materializar un fin.

Más de una vez consideré si me habría planteado en serio este dilema de no haberse dado el detonante. En ocasiones, los sucesos dolorosos pueden ser estupendas oportunidades para adentrarse en cuestiones sustanciales y espinosas pero inevitables.

¿Para qué estaba aquí? Tal vez aún no había atinado con la respuesta, pero todavía estaba a tiempo de mantener esa conversación conmigo y averiguarlo. Identificar el propósito iba más allá de perpetuar la especie. Tenía que ver con un aspecto más espiritual, independientemente de que profesara una religión o no.

«Todo aquel que tiene una razón para vivir puede soportar casi cualquier forma de hacerlo. La motivación más importante de cualquier persona en cualquier circunstancia, aunque sea de sufrimiento extremo, es aferrarse a una razón para vivir», según entendía Viktor Frankl. Así lo reflejó este neurólogo y psiquiatra austriaco superviviente de varios campos de concentración nazi en un libro imprescindible, ***El hombre en busca de sentido***.

El propósito es aquello que hace que la vida valga la pena, el motivo por el que me levanto cada mañana, el combustible que me impulsa, mi ***ikigai*** como llaman los japoneses a la razón de ser. Esta filosofía milenaria entiende que todos tenemos un empeño. Y allí convergen lo que amas (pasión), lo que se te da bien (vocación), lo que el mundo necesita de ti (misión) y aquello por lo que te pagarían (profesión). Si encuentras donde converjan pasión, vocación, misión y profesión serás muy afortunada, porque habrás encontrado tu ***ikigai***.

Sin embargo, su ausencia desencadena que vayamos como pollos sin cabeza. Realizando acciones sin enfoque, sin conocer el para qué. Somos más dichosos cuando creemos que podemos tener un propósito, aunque ***a priori*** lo desconozcamos. No cabe duda de que cada cual tendrá el suyo, pero la mayoría de las veces tienen un denominador común: la felicidad; conseguir que cada día cuente y sume, y no coleccionando únicamente experiencias como trofeo, sino que exista detrás un trasfondo de peso.

No hay un requisito ***sine qua non*** para conquistar ese estado de satisfacción personal, pero cuando va encaminado a hacer algo más allá de nosotros mismos es cuando se consiguen unas dimensiones extraordinarias, ya que una de las finalidades más gratificantes de la vida es ser útil.

La contribución es toda una declaración de intenciones para aportar o compartir lo que tienes. Si no vives para servir, no sirves para vivir. Realmente, solo te sientes realizado cuando sirves. A cada uno le corresponde buscar el cómo, pero yo encontré significado en el dolor: empleé la maestría que él me dio y la puse al servicio de los demás.

De poco habría servido la enfermedad si no hubiera sacado importantes conclusiones para extrapolar, si no pudiera ofrecer de forma desinteresada y altruista lo recibido. Era lo mínimo que podía abonar por el peaje; el agradecimiento y la obligación moral de devolver lo recibido por la vida.

Quizá resulte extraño comprender desde la perspectiva de una persona sana cómo cambia el enfoque, pero desde mi sufrimiento comprendí la sabiduría que proporciona el conocimiento y la aceptación de los pesares. Dicen que incluso el sufrimiento profundo, indecible, bien puede ser un bautismo o iniciación a una nueva condición.

Superarme me descubrió de qué material estaba hecha. El nivel de consciencia se debatía por ir a un lugar más elevado, y averiguar que había un porqué para estar aquí me había llenado de emoción. La reflexión y el autoanálisis fueron valiosas armas para descifrar cuál era la entrega especial que ambicionaba dejar. Simplemente traté de determinar aquello que me producía una sensación de logro y alegría interior.

Deseaba ver la luz, encontrarme bien, ese era mi objetivo, evidentemente. Pero el aprendizaje desempeñó un papel fundamental para que valorara y reconociera la gloria. Me regaló sabiduría, resistencia, compasión y un profundo respeto por la realidad. Todas ellas maravillosas perlas, aunque raramente se hubieran presentado con tanta contundencia cuando tenía salud.

El propósito era intentar ser una influencia positiva para ayudar, impactar o inspirar a quién lo necesitara. Y nada más convincente que materializarse desde la vivencia de alguien que pasó por una prueba dura y la superó. Lo que nos hace únicos es aquello que hacemos con lo que nos sucede. Solo trascendiendo mis propias barreras podía influir en mi entorno, siendo coherente con la forma de actuar, comunicar y vivir.

Sabía que si quería llegar rápido a la meta podía caminar sola, pero si deseaba llegar lejos debía hacerlo acompañada.

Aquel que ayuda a los demás se ayuda a sí mismo. Y yo me preguntaba cómo podía hacerlo, cómo podía desarrollar un corazón sabio. Tan solo debía ser capaz de capear el temporal. Esa era la vía de entrada que me conduciría a los demás.

Mi ilusión era un compromiso de servicio firme tras la circunstancia vivida y, gracias al conocimiento adquirido, insuflar valor a los que empezaban a recorrer el camino. Algunas veces no lo advertimos cuando volamos alto, pero con humildad sincera se logra conmover y proyectar una vida con propósito.

Me adornaban, como a cualquiera, virtudes o talentos que no podía desaprovechar. No era legítimo guardarlos para mí, así no producirían nada. Asumí los regalos que el cáncer me concedió y transformé la debilidad en fuerza e invertí esfuerzos en aquello que me hacía crecer. Así descubrí qué destrezas brindar, de este modo era como si mi presencia aquí estuviera justificada.

Eso me hizo rememorar aquella conversación que mantuvieron en una ocasión un filósofo que paseaba por el campo y el pescador que encontró muy atareado pescando en un río cercano.

—¿Qué haces, buen hombre? —le preguntó.
—Echo las redes.
—¿Para qué?
—Para pescar.
—¿Para qué quieres pescar?
—Para vender el pescado.
—¿Para qué quieres venderlo?
—Para obtener algunas monedas.
—¿Y para qué quieres el dinero?
—Para comer.
—Pero ¿para qué quieres comer?
—¡Para vivir señor, para vivir!
—Pero ¿para qué quieres vivir...? —El pescador se quedó

perplejo y enmudeció—. ¿Para qué quieres vivir? —insistió el filósofo...
El pescador caviló unos momentos y al final respondió:
—Para pescar.

11. El difícil arte de resistir

«Cuanto mayor es la dificultad, mayor es la gloria».

Cicerón

El apartamento era nuevo y funcional: justo lo que buscábamos. Tuvimos mucha suerte de encontrarlo porque en ese edificio estaban muy demandados al disponer de una ubicación excepcional; frente al hospital. Nos permitiría ir caminando, aunque por lo general necesité del coche para llegar. En otras ocasiones anteriores nos quedamos en hoteles próximos a La Paz, pero para los meses de tratamientos nos pareció que esta era la opción más cómoda.

Ensimismada contemplaba con orgullo como había quedado mi capilla de campaña. Al final la había montado en el salón. En esa pared frente al sofá disfrutaría de su visión más frecuentemente y con mejor óptica. Usé como improvisado altar el cubrerradiador. Coloqué sobre él, el marco con la foto de mi cuñado Rafa, la peana con la imagen de mí virgen y el frasquito de agua de Lourdes del párroco de San Dámaso. A continuación, pegué con ***blu-tack*** a modo de retablo en la pared unas estampitas para que me protegiesen, incluida la de mi Virgen del Valle, que la tenía en todas las versiones que se comercializan: rosario, imagen, estampa...

Le profesaba gran devoción y nunca faltaba a su santuario para rezarla. Últimamente, mis visitas se habían hecho más seguidas. Desde que supe de la enfermedad hasta la intervención, repetidas veces fui hasta Saldaña a visitarla. Ese año, aún no lo sabía, pero faltaría a la cita inexcusable que con ella tenía cada 7 de septiembre.

Desde el extremo opuesto observé cómo quedaba la distribución de mis reliquias en la pared. Sobre el fondo blanco destacaba un enorme: «Mamá te quiero» de un dibujo de mis niñas, fotos de los cuatro en el último viaje por Italia, la cinta con la medida de la Virgen del Pilar, la cruz de mano de Vicente y las estampitas del hermano Rafael Arnaiz, la beata María Sagrario de san Luis y la Virgen de Carejas. Todos ellos, presentes de queridos amigos. El número de vírgenes y santos aumentaba con el paso de los días. Agradecida, recibía nuevas incorporaciones que intercederían por mí. Muchos eran los que me llevaban no solo en su corazón, sino también en sus oraciones.

Mi capillita me hacía sentir en paz, rodeada de todo aquello que era sagrado para mí. Pasaba muchas horas del día y de la noche sentada sobre ese diván de piel negra. A veces leyendo y otras viajando a lomos de los recuerdos que me evocaba aquel *collage*. Volaba a Venecia con mi familia, a Saldaña para rezar a mi Virgencita o al cielo donde mi cuñado me animaba a no desesperar. Algún día todo volvería a reubicarse en su lugar, pero de momento solo podía soñar.

Salí sobresaltada de mi fantasía, no debía entretenerme, había que comenzar con los preparativos. El corazón se aceleró y la boca se secó. Solo eran presagios de que mi tortura y mi salvación atracaba. Las cuatro y media era mi hora más aciaga. Fue el horario que me asignaron para recibir la sesión de radioterapia. Ese instante diario en el que con mayor fervor me encomendaba al santoral.

Comer me llevaba mucho tiempo (entre dos y tres horas) así que empezaba temprano. Las secuelas de la cirugía y las sesiones de radio eran las responsables. Al principio de los tratamientos, aunque tomaba pequeñas cantidades de alimentos, si me esforzaba, conseguía que fuese de los dos platos principales. Pero estas se fueron reduciendo a medida que avanzaban las sesiones. Mis comidas empezaron a estar constituidas principalmente por líquidos, batidos, cremas y purés.

Nuestro pisito tenía una fantástica terraza, así que siempre que podía comía fuera. Al ser verano, la piscina estaba muy concurrida y desde arriba me distraía observando a los vecinos bañarse. A duras penas entretenía el sufrimiento que me causaba alimentarme, pero evadía el dolor como surgía, con tal de engullir el puré bebido. La cuchara y el plato quedaron en el camino después de las primeras sesiones, la apertura oral ya no lo permitía.

Lo tenía calculado, cada tres sorbitos descansaba del suplicio, pues era el tiempo que permanecía adormilada la boca. Me recomponía, me anestesiaba de nuevo con lidocaína pura y volvía al ataque de otros tres. Terminaba exhausta el puré, pero debía continuar el ***modus operandi*** con el agua o el yogur del postre. Tanta parafernalia hacía que tardase una eternidad en rematar las comidas.

Casi tres horas más tarde coronaba esa cima y pasaba a una fase de higiene bucal exhaustiva. Entre quimio y radio no dejaban un solo milímetro de la garganta y de la boca sin inflamar. Y después de comer combatía las llagas con el amplio repertorio de enjuagues orales que decoraban las baldas del baño. Así intentaba frenar con escasos resultados la severa mucositis. Por último, desinfectaba con cuidado la zona afectada por la radiación (cara, cuello y torso) con el jabón antiséptico y preservaba la piel de cremas hasta la radiación.

La rutina finalizaba vistiéndome con ropa cómoda para soportar la chicharrina.

En los minutos previos a que mis pies enfilaran el paseíllo a La Paz me encomendaba a las vírgenes y los santos de mi capilla. Igual que un torero, les mostraba mi fe antes de salir a la plaza. Me persignaba con el agua de Lourdes y les lanzaba un beso al aire como despedida hasta después de la faena.

Ya en el perchero de la entrada, recogía la pamela, un pañuelo enorme de seda y el rosario de azabache que acompañaba mis días. Tapada como una momia para protegerme del sol, salía del portal y subía al coche rumbo a mi redención.

A pesar de estar sobre aviso de la radioterapia, comencé esperanzada. Era obvio que existían diferentes tipos de tratamientos y la elección dependería de cada caso concreto. Pero las sesiones que a mí me administraban eran rápidas e indoloras. Tan solo quince minutos, ¡no parecía tanto!, pero lo era. Primordial era que me radiasen todas las sesiones previstas para así alcanzar la dosis pautada. En algunas ocasiones los efectos secundarios pueden detener el proceso por el resultado acumulativo de la zona radiada, como me ocurrió a mí. Pero, aunque puede suceder, no es nada recomendable.

Pocos minutos, pero a las tres horas advertía su fragor. No todos los tratamientos radioterápicos producen unas consecuencias de una dureza tan extrema, pero la localización de los órganos implicados era la culpable de la agresión. Ya en casa trataba de hacer frente a la devastación con música tranquila o practicando métodos de relajación con la respiración o la meditación.

En la sala de espera de radio, siempre los mismos, con la cara seria a la espera de su turno. Tal era la afluencia de enfermos que nunca iban sobre la hora prevista. La megafonía no hacía más que vomitar nombres de forma incesante. Era irremediable, pero me descomponía cada vez que la escuchaba. No me acostumbraba.

No hablaba con Raúl. No ojeaba ninguna de las numerosas revistas. No inmortalizaba nada con el teléfono. Solo observaba sin perder detalle lo que en ese espacio reducido acontecía. Sobre todo, llamaban mi curiosidad otros pacientes más avanzados en sesiones que yo. Fácilmente, podía apreciar con claridad la distancia que nos separaba. Procuraba no asustarme para no entrar en pánico. Lucían ya ese bronceado cetrino en la piel, y de sus cuellos asomaban quemaduras o heridas con costras. A cada instante hidrataban de forma obsesiva sus mucosas, refrescándose con sus inhaladores nasales y espráis bucales. Sus rostros reflejaban el intenso sufrimiento que padecían. Ante mí tenía la viva imagen de lo que me sucedería en breve.

Antes de entrar, rezaba para infundirme valor rosario en mano. Solo oír mi nombre en esa locución metálica me sacaba del recogimiento. Sonreía a mi marido y entraba decidida. Apenas un par de minutos transcurrían en el vestuario para desnudar mi torso y enfundarme en la bata de tela y las calzas desechables, y así pasaba a la sala de tratamiento. Allí esperaba agazapado el Acelerador y los dos técnicos de radioterapia para alentar mi ***oscuridad***.

Mientras me desabrochaba la bata, ellos buscaban mi máscara en un armario a rebosar de antifaces radiados. Aún hoy no me explico de dónde nacían las fuerzas para soportar esos instantes que tantos estragos me causaban.

Ya tumbada, tapaban con delicadeza la desnudez con una sábana. Acomodaban mi pelo para no pillarlo con los anclajes y recolocaban de nuevo en la mano el rosario que se resbalaba; todas sus atenciones las llevo grabadas a fuego. Si supieseis qué repercusión provocaba cada uno de aquellos pequeños detalles cuando no era nada sin ayuda. ¡Impagable vuestro cariño! Después alineaban mi cuerpo conforme a los puntos de medición tatuados. Extendían los manguitos hasta mis manos para tensar el retractor de hombros y repetían una vez más las comprobaciones previas antes de poner la máscara.

Mientras yo, abstraída, ya centraba mi mente y tomaba aire con suavidad a la espera de los anclajes cerrándose sobre mi cabeza. Empezaba a rezar. A repetir mis mantras de ánimo: «Vamos valiente», «Eres fuerte», «Tú puedes», sin descanso.

Tan pronto como estaba en la posición correcta, los técnicos salían de la sala. Desde un interfono daban el pistoletazo de salida, mientras yo aguantaba inmóvil. El acelerador lineal se ponía en marcha emitiendo múltiples haces desde un brazo ancho y extensible que cambiaba de ángulo sobre la mesa del tratamiento. Comenzaban los chasquidos y zumbidos hasta que la puerta se abría y oía: «Raquel, hemos terminado». Suspiraba con ganas. «Otra más superada, una menos para el final».

Por fin, durante unas horas desaparecía la tensión...

A veces era muy difícil tolerar el tratamiento. Por eso fue fundamental un mayor seguimiento y tener un estado de salud relativamente bueno antes de iniciarlo. Además, los efectos secundarios de la quimiorradiación tienden a empeorar más que si se empleara cualquiera de los tratamientos de forma independiente. Estos pueden durar mucho, incluso para siempre.

El equipo médico era fantástico. No podía ser más profesional y atenderme mejor. Lo cual fue esencial porque pasé situaciones muy comprometidas. La consulta con la enfermera y el oncólogo radioterápico era semanal, pero no había día que no se interesaran personalmente de mi evolución a la salida de las sesiones.

En todo momento, Alba (enfermera de radiología) estuvo a disposición de lo que pudiera solicitar. Respondía mis preguntas, controlaba los achaques derivados de los tratamientos y vigilaba de cerca los imprevistos. Todo dirigido y supervisado por el doctor Glaría. Vaya por delante mi infinito agradecimiento a ambos por su afecto y por su disponibilidad impecable.

A pesar del optimismo inicial, a lo largo de esas treinta y tres sesiones dudé miles de veces, no de mi fortaleza mental, pero sí de la física. Temí que mi cuerpo famélico y extremadamente debilitado sucumbiera a las tropelías que padecía.

A medida que los días añadían sesiones también se sumaban evidencias que sustentaban esa inquietud. El umbral de dolor seguía *in crescendo* y me angustiaba sobremanera no poder resistir todas las sesiones para salvar mi vida.

No imaginaba una felicidad mayor que el fin de aquella tortura. ¿Cómo sería ese día? Se me hacía un nudo en la garganta con solo imaginarlo. Quería lograrlo. Tenía que poder, pero ¿cómo? A duras penas salía ya del apartamento, tan solo a La Paz por la tarde a buscar más tormento. Casi no comía, el dolor era insoportable y dormía intermitentemente.

Las noches eran eternas, de manera constante sentía presión en la cabeza; el cuello y la cara los tenía rígidos. Sin saliva me costaba tragar y respirar. Todas eran sensaciones abrumadoras, pero intentaba no perder el control y estabilizarlas. Echaba mano de todo lo que estaba a mi alcance hasta que los fármacos hiciesen su parte.

No obstante, el poco brío que aún conservaba lo utilizaba con disciplina para practicar ejercicios que recuperaran la movilidad del cuello o del brazo o forzándome a alimentarme, aunque fuese dos sorbos cada media hora. Con frecuencia, Raúl me preguntaba qué iba a hacer el día que lo consiguiera. Ese gran día en el que me chamuscaran por última vez. Y yo siempre le respondía: «Llorar, llorar... y no parar de llorar».

Los días transcurrían y las sesiones pesaban, pero cada veintiún días coincidían la quimio y la radio y eso lo complicaba todavía más. Había mañanas que no podía levantarme de la cama, incluso ya ni bajaba a misa de 12 a San Dámaso (y eso que la iglesia estaba debajo de casa) para implorar coraje y enfrentar la recta final.

Esa tarde los técnicos de radioterapia avisaron a la enfermera porque no me encontraban bien. Llevaba días arrastrando un cuadro bastante precario, por lo que, al finalizar la sesión, Alba informó al doctor Glaría, quien decidió ponerme una vía para hidratarme mientras esperábamos al otorrino de guardia. Él valoraría con mayor precisión las causas de mi dificultad respiratoria.

El motivo era nuevamente la inflamación en la laringe ocasionada por la radio. Después de estabilizarme y subirme la morfina y la medicación general, volvimos a casa. Al día siguiente pretendía escaparme de fin de semana para abrazar a mis niñas. Poco más podían hacer después de descartar cualquier otra patología sobrevenida. El fin de los tratamientos se acercaba y eso se sufría.

El viernes por la tarde, nada más finalizar la sesión en el hospital, salimos para Palencia. Esta vez confiaba en no asustar a mi familia con imprevistos gracias a las altas dosis de morfina. La llevaba en todas las versiones prescritas para que saliera al rescate si era preciso. Las ganas de ver a mis niñas dispararon las expectativas sobre mi estado, pero la caída libre había comenzado.

El invierno llegó y tendría que aceptarlo con entereza, quisiera o no. Debía desenterrar el valor y desarrollar resiliencia; debía vivir la adversidad como parte de la vida no exenta de situaciones extremas, y debía aprender a ser realista. Hallarme en esa tesitura me aportó flexibilidad para adiestrar la fortaleza interior y no perder nunca la esperanza.

Tenía ante mí la gran oportunidad de sobrevivir al infortunio. Genéticamente estaba diseñada para vivir. Además, por imposible que pareciera, la única forma que existía de abandonar el agujero era trepando hacia su salida.

La decisión de aceptar lo que vino me permitió avanzar y sanar. Khalil Gibran lo dijo de forma sublime: «Del sufrimiento emergen las almas más recias. Los caracteres más fuertes se forjan a base de cicatrices».

12. Una victoria épica

> «Solo aquellos árboles cuyas raíces han tocado el infierno, pueden crecer hasta el cielo».
>
> C. G. Jung

Nos echábamos de menos. Las emociones confesaban silenciosas los días de ausencia. En cada abrazo se relajaban los músculos y se sincronizaban nuestros corazones; los ojos se humedecían y los planes compartían de nuevo intimidad. Ellas, acurrucadas junto a mí, protegían mis flancos; era el premio al sacrificio, una ilusión renovada, la recompensa por el esfuerzo semanal si al final podía regresar a casa con mis niñas. Cada reencuentro era especial.

Todo volvería. Juntos logramos que la esperanza no se desvaneciera. Requirió valor entenderlo y aceptábamos esa realidad con optimismo, aunque fuimos conscientes de que yo descendía a las profundidades. Volver al hogar me reportaba, además de aire fresco, recuperar por unas horas nuestra cotidianidad. Esa energía poderosa cargaba nuestras pilas y nos centraba en la necesidad de ser una familia para seguir adelante.

A pesar de mi actitud obstinada ante las vicisitudes y mi marido estar acostumbrado a ese talante, en ese momento le presentía descolocado y asustado de percibir una fragilidad tan cercana y sangrante. Por eso siempre que pude le demostré que me dejaría la piel intentándolo; combatía con humor noches tortuosas o bailaba agarrada a él con los pies a rastras. Fuimos imbatibles, cómplices sin palabras.

Despuntaba septiembre y con él una fecha ineludible en mi calendario personal. Ese fin de semana, el 8 de septiembre se celebraba la festividad de la Virgen del Valle y el día anterior por la tarde la procesión de las antorchas. No faltaba nunca, pero ese año no había elección. La imposibilidad de asistir dejaba claro el abismo al que me enfrentaba. A duras penas soportaba el desgaste que me producía tolerar el dolor, como para excederme. Por mucho que me pesara, el viaje a Saldaña quedaba cancelado.

A finales de agosto, como cada año, se bajaba a la Virgen del Valle de su santuario a la iglesia parroquial para que los vecinos tuviesen la oportunidad de venerarla. Era el preámbulo de las fiestas patronales. Días después, su imagen volvía a la ermita en la procesión nocturna de la tarde del 7. Esta celebración en su honor fue declarada de interés turístico regional por la Junta de Castilla y León.

La procesión de las antorchas es un acto profundamente emotivo en el que se unen tradición y devoción para acompañar a la Virgen desde el pueblo hasta su *casa* en el Valle. Los saldañeses, cofrades y numerosos fieles la custodiamos a lo largo de esos kilómetros portando antorchas que iluminan su camino. El fuego, el repicar de las campanas al enfilar la ermita o la música de los danzantes bailándole hacen que sea una noche muy especial.

Hasta el último momento pensé que sacaría arrestos suficientes para no faltar a mi cita con ella, pero no pudo ser.

Desviaba la desazón que me afligía respirando. Mis cuatro ángeles me inculcaron que la respiración profunda era una de las mejores maneras de reducir el estrés y contener el dolor. Una práctica tan sencilla como efectiva para el cuerpo. Desde la calma, enviaba un mensaje de relajación al cerebro y alejaba aquello que me provocaba ansiedad. Lograba atención plena cerrando los ojos y aflojando los músculos. Ya muchas investigaciones neurológicas respaldan esta idea de respirar despacio para reducir significativamente la sensación de malestar.

Los días se sucedían con asombrosa inercia, pero algo insólito provocó movimiento a la semana. Una lección interiorizada meses atrás volvía a los primeros puestos de la palestra: siempre somos capaces de soportar un poco más de lo que creemos.

El oncólogo me comunicó que el equipo de radioterapia según los protocolos de actuación debía parar para su habitual puesta a punto. Tres o cuatro días sin funcionar, pero el tratamiento no podía suspenderse. La solución era manifiesta: recibir doble ración de radioterapia en fechas fijadas por él.

A primera hora de la mañana recibiría una sesión y a última de la tarde la segunda para que, de este modo, hubiese doce horas de intervalo entre ellas. No me caí de la silla de milagro cuando me lo explicó. Si a duras penas resistía los trastornos que se acumulaban a diario, ¡como para aguantar el doble! Para remate, una de esas jornadas de doblete coincidía con el tratamiento de quimioterapia.

Pero una vez más, no había otra opción que aceptar y enfocarse en conseguirlo, activar la resiliencia en función de las nuevas circunstancias y no luchar contra los molinos de viento, tratar de mantenerse tras cada arremetida. Para ello debía gestionar la vulnerabilidad de lo incierto sin perder de vista el foco e intentar relativizar la situación para no sobredimensionarla. Al final, las personas resilientes no nacen, se hacen. Y todo parecía indicar que esa era la etiqueta que me podía colgar.

A menudo, el cáncer me traía la imagen del mito griego de Sísifo como metáfora del esfuerzo inútil e incesante. Este sufrido personaje fue condenado por los dioses a empujar eternamente una piedra enorme hasta la cima de una montaña. Y una vez que conseguía subirla, esta caía por la pendiente hasta el valle; de modo que tenía que comenzar otra vez a subirla. La moraleja reflejaba, con claridad, la necesidad de aceptar la inutilidad de luchar contra el destino.

A veces, el desánimo me superaba, hacía que lo percibiera como un sinsentido, una lucha de titanes para llevar mi roca hasta la cumbre, un peso enorme que, cuando me descuidaba para tomar aliento, rodaba hacia bajo para volver a empezar. Esto me provocaba la sensación de no avanzar. En cambio, otras veces, lo consideraba una proeza para alcanzar mi propósito.

Menuda presión, ¡qué cuesta arriba se ponía todo! Tendría que desplegar la artillería pesada, sacar de la chistera algún truco mágico o encomendarme, como siempre, a la Providencia. Falta iba a hacer. ¿No dicen que los grandes logros van precedidos de grandes sacrificios? Pues aquí estaba.

Calificar de extenuantes aquellos días queda demasiado corto. Comenzaba tempranito con una sesión de radioterapia, la primera en la lista de agraciados. Seguido, quimio hasta el mediodía y, de puntilla, al caer la tarde, un bis de radio. Resistía con obligado estoicismo una barbaridad inconcebible, pero las consecuencias del exceso no se hicieron esperar ni esa noche ni en las sucesivas.

Sé que no fue una buena decisión. Era conocedora de mi delicada salud, pero más que nunca deseaba regresar con mis niñas. Intuía que las cosas se iban a complicar y tardaría tiempo en volver a verlas. Me urgía recargarme con su energía para las curvas finales. Ya podía saborear la miel en los labios a pesar del miedo a la derrota. Estaba tocada, pero no hundida, solo quedaba el impulso final: ¡tan solo cinco sesiones!

El viaje de vuelta a casa se convirtió en una pesadilla con atasco incluido. Parecía que no había sido buena idea alejarnos de Madrid. Llegamos tarde a Palencia, ya nos esperaban. Apenas probé unos sorbitos del asqueroso batido para cenar y me puse la morfina para contrarrestar el dolor. Estaba agotada e intranquila porque me costaba respirar. No obstante, no dije nada, no quería asustar a Raúl y a las niñas tan pronto.

¡Seguro que se me pasaba!

No fue así. A medida que transcurrían las horas, me encontraba peor. La indisposición general y el ahogo impedían que durmiera. Pasé la noche en vela, sentada en el salón. Procuraba relajarme, pero nada resultaba. Tenía la nariz y la boca destrozadas por los opioides. La última pulverización nasal me había resecado hasta el extremo las fosas. Inhalaba con fatiga y las mucosas se pegaban, aunque vaporizara agua para hidratarlas.

Estaba loca por que amaneciera y se despertara Raúl para salir sin demora. No deseaba que me ingresaran en Palencia, ya que mi equipo médico se encontraba en Madrid, pero si tardaba mucho no habría más remedio.

Consciente del curso de los acontecimientos intentaba mantener la calma. Aún me quedaba resistir el viaje. Ya no podía disimular. Tampoco hablar, no tenía saliva para lubricar la garganta o la boca. Las niñas se percataron rápidamente de que mi estado empeoraba y cerraron la maleta (sin deshacer) después de darles unas indicaciones por escrito. No perdimos un segundo, no había tiempo para despedidas.

La zozobra persistió por el camino. La disnea me boicoteaba a cada instante. Tomaba aire con los ojos cerrados para no perder el dominio. Rociaba de modo incesante con agua o aceite la nariz en un intento por allanar el trance. Sentía terror, pero no permitiría que el pánico me superara antes de llegar.

A lo lejos divisé el cartel que señalaba las urgencias de La Paz. ¡Qué alegría más grande! Me invadió la impresión de estar de nuevo a salvo. La atención médica no se hizo esperar: oxígeno y vías para recibirme. Aunque después de varias horas en observación decidieron hospitalizarme ante el pronóstico. Y tardaría más de un mes en salir de allí.

Mis médicos me informaban con frecuencia de la importancia de mantener controlados durante todo el proceso dos factores claves: el peso y el dolor. Ambos se cernían sin freno sobre mí como una afilada espada. Ya conocía que las complicaciones derivadas de los tratamientos eran motivo frecuente de consultas urgentes. Algunas, incluso, precisaban ingreso como fue mi caso.

Ante el cuadro que presentaba, tras el reconocimiento médico y su posterior valoración, decidieron que lo más recomendable era seguirme de cerca. La imposibilidad de ingerir, los signos de deshidratación y la desnutrición claramente lo evidenciaban. En la medida de lo posible, durante el fin de semana, trataron de paliar la sintomatología y estabilizarme. El lunes debía seguir sin excusa con la radioterapia.

Dada la acumulación de efectos adversos y alteraciones importantes, fue imposible continuar hasta el martes, pero no se podía dilatar más, tendría que soportar los envites finales como fuera.

¡Y por fin llegó la sesión 33!

Nerviosa, rebuscaba en el cajón de la mesita el rosario y el frasquito de espray con el agua. Nunca prescindía de ellos, menos aun en el día de mi despedida. El celador me ayudó a levantarme y a sentarme en la silla de ruedas que me llevaría hasta mi última sesión. Pronto acabaría todo. Entonces solo cabía una dirección: hacia arriba.

¡Qué ilusa!

Varias enfermeras salieron a saludarnos y a felicitarme. Eran encantadoras, además de testigos fieles del deterioro físico que me había supuesto llegar hasta allí. Terminé el tratamiento hospitalizada, al igual que les sucede a otros pacientes. Por supuesto, ellas estaban al corriente de ese cambio y me animaban para un esfuerzo final.

Raúl esperaba impaciente mi regreso en el puesto de control junto a ellas.

¡Lo habíamos logrado!

No podía contener la emoción, pero no quería que me embargara hasta que acabase. Mi nombre se oyó, por última vez, a través de la megafonía, y la enfermera rodó mi silla por el pasillo. Miré a Raúl. Tragué saliva como pude y entré. Los técnicos me auparon a la mesa sonriéndome. Apreté el rosario con todas mis fuerzas, cerré los ojos al escuchar los anclajes y recordé con ternura a quienes me habían ayudado a llegar.

Agradecí y recé conmovida por lo tantas veces soñado. Tras quince minutos cesó el ruido. El acelerador paró. Y las palabras más esperadas se pronunciaron por fin: «Raquel lo has conseguido, hemos terminado». Solo pensaba en salir de allí para abrazar a Raúl. Retiraron la máscara con cuidado y dos enormes lagrimones brotaron de mis ojos, aunque no fueron los únicos que se expresaron.

Después de despedirme con afecto de los técnicos, el celador entró para llevarme con mi marido. Llegué hasta donde Raúl me esperaba y nos miramos en silencio. Me levanté como pude de la silla y me colgué de su cuello y lloré. Lloré como le había prometido.

Acabar la radioterapia fue mi gran gesta. Hospitalizada, con el cuerpo consumido, pero con un espíritu ganador presente. Una victoria épica en mi lucha contra la adversidad. Fue una lucha no carente de sacrificio, una victoria conquistada tan solo con la voluntad de un corazón guerrero. La presión puso a prueba mi estabilidad emocional en una vivencia profunda, cargada de sufrimiento como cualquier otra situación extrema. Pero aprendí a encajar reveses porque lo trágico también forma parte de la vida y hay que asumirlo.

13. Dolor versus sufrimiento

«Si no está en tus manos cambiar una situación que te produce dolor, siempre podrás escoger la actitud con la que afrontes ese sufrimiento».

Viktor Frankl

Dos días habían transcurrido desde mi llegada a urgencias y posterior ingreso cuando su sonrisa iluminó la habitación. Ya estaba otra vez aquí. Qué contrariedad, nuestros últimos encuentros siempre tenían lugar en la capital, y en esa ocasión, además, conmigo hecha una cataplasma sin poder disfrutar a pleno rendimiento la oportunidad de reunirnos.

Para mi hermano, las escapadas improvisadas, con cuatro pequeñines en casa, se habían acabado. Pero con mi enfermedad sus visitas a Madrid se habían multiplicado y las previsiones habían cambiado. Ya me advirtió desde el principio que, cuando las cosas se pusiesen cuesta arriba, él estaría allí para cuidarme y acompañarnos. Y las circunstancias prometían subidas. Bea, mi cuñada, y él reprogramaron su cotidianidad y trastocaron sus prioridades para atender las mías. Ella, muy a su pesar, permaneció en Marbella. Mis sobrinos requerían más de su presencia, mientras Jorge viajaba en repetidas ocasiones para estar con nosotros.

La presencia de mi hermano suavizaba la crudeza de algunos momentos que eran insoportables para mi marido. Entre los dos se apoyaban y se turnaban. Raúl aprovechaba para escapar al pasillo y soltar lastre evitando las curas de los brazos o del cuello. Le pasaba el testigo envenenado a Jorge para aplicarme los ungüentos en las quemaduras o lo que fuera menester mientras allí permanecía. Todo era más llevadero las semanas que él estaba, incluso bromeábamos.

Mi *cuerpecito*, vapuleado por diferentes frentes, aguantaba. Podía hasta escoger achaque de la lista, así que frecuentemente di relativa importancia a algunas dolencias como las heridas del cuello (radiodermitis). Pero ya habían empeorado y se sumaban a lo demás. El tono bronceado ocasionado por la abrasión había mutado y enrojecido hasta convertirse en descamación con llagas que exudaban y se infectaban.

La radiación ni se ve ni se siente cuando la administran, pero la piel no cuenta con tiempo suficiente para regenerarse por completo y el tratamiento no puede parar. Sus consecuencias son relegadas a un segundo plano en aras de la continuidad. La sensación dolorosa aumentaba con el roce, los lagrimones brotaban solos al sentir las manos. Pese a la delicadeza de las enfermeras y el mimo de Jorge y Raúl, era un suplicio, el escozor de las heridas impedía que conciliara el sueño.

No obstante, detalles que parecen insignificantes en situaciones normales pueden alcanzar dimensiones milagrosas en otras. Fue de vital trascendencia que Alba, mi enfermera, hallara una marca de cosmética oncológica puntera en innovación e investigación. Una concentración máxima de principios activos naturales que conseguiría reparar el daño con paciencia. Un aceite en espray para eludir el contacto de la zona, igual que cualquiera de las fórmulas magistrales que salían de la farmacia de La Paz para aliviarme. Obligada referencia mencionarlo por la repercusión que tuvo en mi mejoría y los no pocos sinsabores que me ahorró.

El dolor es una experiencia sensitiva y emocional desagradable, asociada a una lesión real o potencial. Aparece por lesiones o enfermedades del cuerpo y el sufrimiento llega al no aceptar ese dolor. Aquellos días en los que percibía que no era capaz de acabar con él, perdía la alegría y una sensación terrible me embargaba. Eran calvarios que se prolongaban provocando un efecto devastador y una merma alarmante de mis capacidades. Él era el centro, lo destruía todo. No lo silenciaba ni de día ni de noche.

Antes del cáncer, entendía el dolor cómo algo pasajero y controlable, pero cuando experimenté que no siempre es así y no pude desterrarlo, me desconcertó.

Schopenhauer decía que las experiencias placenteras no dejan huella y enseguida llevan a la ansiedad y al hastío si no se consigue más. Mientras que el dolor que sacude nuestra vida es un auténtico motor de aprendizaje. Coincide con la idea existencialista de que el dolor es el *camino de la conciencia* y, evidentemente, se trata del primer paso para la revolución personal.

En diferentes ámbitos se recalca que el dolor puede evitarse, «proporcionar un control adecuado del mismo» como está recogido en el juramento hipocrático y en la posterior Declaración de Ginebra. Pero garantizar que siempre se consiga es mucho garantizar. No es sencillo paliarlo, ya que muchas veces embute en una bola de nieve imposible de frenar.

Recurrir a las unidades de dolor o practicar terapias de relajación auxilia, pero a la par requiere desarrollar una fortaleza a prueba de bombas. No hay atajos ni soluciones universales; a veces, solo aceptar sin desesperar cuadros dolorosos indescriptibles o males que persisten y resisten terapias convencionales. Incapacita, anula tu vida y te convierte en un yonqui, pero no hay elección.

Jamás había estado sometida a los rigores de los fármacos para soportar algún malestar, pero ahora jugaba en otra liga, era incapaz de tolerar aquello sin atiborrarme de químicos. Aunque antes pasaba por la eterna criba de valoración personal con la pregunta: «En una escala del uno al diez, ¿cuánto te duele?», a la que me hubiera gustado contestar: «Me duele veinte».

Casi siempre respondía tirando a la baja para retarme. En el fondo, me gustaba superarme. Interiormente sentía unas ganas locas de arrojar la toalla y adoptar el rol sufriente contestando de este modo, aunque mi cara no engañaba, mi instinto de lucha nunca claudicaba.

La naturaleza de los padecimientos es muy subjetiva y tiene un coste excesivamente alto. Es la rebeldía ante el dolor. Yo también la sufrí: te rindes antes de perder, se apaga tu luz porque presientes que el nudo sobre ti está hecho. No entiendes para qué así, permanentemente al borde de tus límites. Las ansias de desaparecer y dejar de sufrir confunden, pero la tentación de rendirse siempre es más fuerte, justo, antes de la victoria. Ese era el momento en el que más tenía que pelear, cuando presentía que no podía más.

A lo largo de los días, en la planta 14, encontré una formación que me otorgó un grado superior de maestría en la vida. Mi nuevo hogar, el servicio de oncología, nada tenía que ver con las ***bondades*** del área de otorrinolaringología del ingreso anterior. Aquí la vivencia era dura, por mucho que todo el personal sin excepción se esforzase en mitigarlo.

Allí viví en una espiral de aflicción constante. Todas las semanas fallecía algún compañero; de ningún modo pude imaginar que fueran tantos. Uno de los días hasta tres pacientes, ¡tremendo! Esa megafonía rogando que permaneciésemos sin salir de la habitación unos minutos indicaba otro caído en la batalla. Naturalidad pasmosa y discreción exquisita, pero no me dejaba indiferente que otro enfermo como yo muriese. A la puerta de su última morada y en los pasillos los familiares lloraban la pérdida. Era imposible no empatizar con algo así. Es muy triste confirmar la evidencia de una cama vacía, sin sabanas y ventanas ventilando. Siempre me engañaba forzándome a creer que les habrían trasladado de habitación, pero desgraciadamente ese nunca fue el motivo.

Igual de lacerante resultaba escuchar a diario partes médicos del oncólogo de alguna compañera de habitación. Alguno de ellos, petrificaban la sangre y arrastraban el nudo de la garganta al corazón. Un mazazo excesivamente inhumano casi siempre. Muchas valientes pasaron por la otra cama, pero tristemente más de una con sentencia mortal.

Intentaba acostumbrarme a la rutina hospitalaria, ya había conseguido dar un gran paso finalizando la radioterapia. Confiaba en no tardar en remontar y escapar de allí, pero mi deseo se hizo esperar...

Primero aprendí a vivir al filo. Constatarlo no fue complicado. Si alguna duda revoloteaba en el ambiente, bastaba con observar las demacradas caras que por allí circulaban. O la desazón que subyacía en más de una despedida tras recibir el alta. Desconocía si esta quizá fuese hasta la eternidad. A pesar de comprobar esa dimensión de la vida tan fugaz, continuar allí sobreviviendo me hacía sentir profundamente afortunada.

Por tanto, no era conveniente traspasar la línea del tiempo haciendo conjeturas. Más allá del hoy y de rebasar el día presente no había nada. Pero eran tan breves los instantes de sosiego que, de vez en cuando, la desesperación empañaba mi entendimiento y solo hallaba paz y olvido en los rescates de morfina.

Las visitas de familia y amigos habían cesado por mi deterioro físico; lo que hacía que los días transcurriesen con mayor tedio. Algún día Raúl salía del recinto de La Paz para comer con nuestro amigo Miguel, siempre pendiente, pero poco más. Horas y más horas aguantando mecha conmigo en el hospital.

La semana se estrenó con nuevas complicaciones. A la severa infección en los brazos se añadió la recomendación de revisar la aorta abdominal o la imposibilidad de conducir la sonda nasogástrica hasta el estómago. Todo ello nos mantenía en vilo y en un estado de intranquilidad perpetuo.

Desde ese último viaje que causó mi hospitalización, no veíamos a las niñas. Así que decidimos que ese fin de semana Raúl fuera a pasarlo con ellas a Palencia. Llevaban tiempo sin vernos y la desazón les empezaba a pasar factura. Además, a él también le vendría bien soltar algo de la carga que soportaba. Total, cada día parecía más lejana mi recuperación, no había indicios claros que apuntaran en esa dirección.

La casualidad hizo que a mis padres les tocara dar el relevo a Raúl en unos días moviditos de sobresaltos. Eso me demostró con rotundidad una vez más que el hombre propone y Dios dispone. Desde el principio había tratado de alejarles de la crudeza de mi enfermedad..., y hasta creí que lo había conseguido con la distancia y el cuidado de mis niñas, pero por mucho empeño que pongamos, no siempre el resultado es el deseado. Los baches se presentaban solos y había que sortearlos...

Las venas endurecidas, inflamadas y doloridas por el abuso. Todo pasaba por ellas: quimio, medicación, nutrición. La fiebre alta y el análisis de madrugada dieron la alarma. Los brazos no daban más de sí y los signos de infección clamaban. Confirmaron que era grave y asociada al catéter intravenoso, pero podía tratarse de manera eficaz: uso de antibióticos durante cuarenta días, por supuesto la retirada de la vía y el drenaje de ambos brazos restablecerían la situación.

A ello se unió la preocupación por un posible aneurisma en la aorta. Más idas y venidas para realizar pruebas de detección en el servicio de cardiología y posterior control de los conductos renales. Sin embargo, la sensación pulsátil apreciada en el abdomen (parecida a los latidos del corazón) alertó de una gravedad que quedó justificada por la extrema delgadez.

No obstante, al desaparecer el medio de acceso para infundir, precisaba de una vía central para el abastecimiento de medicación y sangre, además de la necesidad de administrar los nutrientes a través de una sonda. Pero esta consiguió exceder hasta límites insospechados lo inaudito. Hasta en doce ocasiones tuvieron que probar suerte para colocarla. No acertaban, y cada intento era más insufrible. La radiación había dejado secuelas con unas mucosas para pocas maniobras que debían soportar, además, un sufrimiento intensivo por la sonda.

El protocolo para colocarla a simple vista se cumplía, pero aun así, no alcanzaba el objetivo del estómago y tenían que retirarla para comenzar de nuevo el procedimiento: Disponer la cama en la posición de Fowler con la espalda formando un ángulo de 45° con la horizontal; medir la longitud de la sonda (nariz, oreja, xifoides); lubricar el extremo distal de la sonda; introducir por la fosa nasal más permeable, salvando la primera resistencia en la nasofaringe y, una vez en la orofaringe, parada porque eran habituales las náuseas. A continuación, progreso por el esófago hasta llegar al estómago y, cuando se consideraba que estaba en su sitio, se fijaba bien a la nariz con esparadrapo. Hasta ahí todo más o menos correcto.

Ya por último y de obligado cumplimiento quedaba realizar una placa de control de rayos X. La nutrición no se autorizaba hasta verificar la posición de la sonda. ¡Aquí llegaba el martirio! Este paso podía dilatarse, no era inmediato, dependía del colapso que arrastrara el servicio de radiodiagnóstico. A veces podía alargarse incluso hasta bien entrada la madrugada.

Al final, para acabar en el mismo punto de partida, al estar mal ubicada, y tener que empezar otra vez. Estaba sin descansar y, exhausta por las continuas excursiones a rayos y el repertorio de penalidades que asumía, no tenía fuerzas ni para abrir los ojos. Tal era la extenuación que hasta en una de las ocasiones en que lo logré, vi allí sentada a mi buena amiga Pilar, a quien ni siquiera tuve energía para saludar.

Menudo fin de semana les estaba dando a mis padres. El domingo por la mañana les pedí, agotada, que avisasen al médico de guardia ante el intento inminente de machacarme de nuevo con la sonda. Era la duodécima intentona y no lo soportaba más. ¡Me plantaba! Le supliqué que acudiese un otorrino para valorar otras opciones. No podían continuar infinitamente con ese círculo vicioso de ensayo-error sobre mí.

Provocaban tal irritación en la nariz, ulceración en la garganta y malestar en el estómago, y soy benévola con los síntomas, que era insostenible. Habían probado tantas veces y tantas enfermeras diferentes que me había convertido en toda una experta. Distinguía a la perfección en qué órgano hacía diana si se hallaba a 35 o 55 cm.

Por fin, una otorrino compasiva coronó la meta del estómago y confirmó con el fonendoscopio que estaba alojada en su lugar, lo que hizo remitir *ipso facto* mi congoja. Tan solo quedaba pasar por el quirófano para colocarme la vía central debajo de la clavícula derecha.

Convivir con esta pareja (dolor y sufrimiento) es una ardua prueba y ensombrece cualquier enfermedad. Pero la experiencia me ofreció transformar mi relación con los pesares, y logré esquivar que me gobernaran. Pasé de la resistencia y el rechazo natural al enfrentamiento y la aceptación. El dolor fue ese centinela que veló por mí, estimuló y agitó un coraje dormido dibujando un futuro esperanzador.

14. Claros en la espesura

«Si uno desea estar seguro del camino que pisa,
uno debe cerrar los ojos y caminar en la oscuridad».

San Juan de La Cruz

Profundizar en la espesura y adentrarse en los confines de un bosque que oculta su esencia tras ese halo de misterio. La visión del paisaje muda a medida que nos internamos en sus entrañas. Mirlos blancos en sus veredas y claros que iluminan el horizonte. Mi vida, sin saberlo, se había convertido en ese bosque.

En la vida, igual que en el bosque, no hay luz sin oscuridad. Penetrar en las tinieblas nos permite comprender y amar la claridad. Necesitamos de la ceguera para ver con mayor objetividad aquellos instantes, lugares o personas de los que tomar oxígeno y refugiarnos. El receso donde recobrar la fe y orientar de nuevo el enfoque. La fe es la certeza de lo que se espera, la convicción de lo que no se ve.

En la planta de Oncología, Alba y Abraham o, para ser más precisos, la Dra. Colmenar y el Dr. Ocanto (médico residente), fueron los encargados de supervisar mi evolución hasta que me dieran el alta. Eran la firmeza y la dulzura trabajando unidos. ¡Qué combinación tan acertada! Ellos fueron indispensables. Los recuerdo con enorme afecto y gratitud. Me hicieron entender que podía traspasar los límites haciendo posible lo imposible.

A diario me visitaban y espantaban la sombra de lo incierto con sus batas. Su seguridad me hacía creer que lo conseguiría. Alba, profesional, sensible y con garra. Abraham, solícito y considerado. Los momentos más tristes, las horas más amargas..., desesperada y derrotada por el miserable dolor, las he sufrido con ellos.

Ellos eran el rayo de esperanza que cada mañana se colaba en mi habitación. Alba, sentada sobre mi cama, me consolaba, pero también me pedía con aplomo que resistiera, porque el horror pasaría. Mientras Abraham, en silencio, asentía cómplice.

Realmente no eran muchos los instantes de paz. No obstante, si existía un claro en la espesura por excelencia era, es y será él, Moncho. Él se adapta y se transforma en brújula o mapa en función de nuestros requerimientos. Siempre estaba presente para apuntalar y reforzar. Era humilde y concienzudo en la sombra, detrás de reconocimientos, pruebas o diagnósticos de colegas. Afectuoso y entregado, contrastaba evidencias.

Aun hoy dispersa densidades, ahuyenta sobresaltos y pone resplandor. Resulta un apoyo incondicional y siempre es el refuerzo oportuno para que salgamos indemnes. Ese es Moncho, sencillamente genial.

Por supuesto, salvando las distancias, el rato de la ducha también era sublime. Poder hacer algo ordinario con cierta autonomía, aunque fuese vigilada, era gratificante. A primera hora, antes de que pasase el médico, allá iba. Tan pronto como las auxiliares descargaban el carrito de toallas y pijamas limpios y las enfermeras me desenchufaban los artilugios. Eso sí era un verdadero ritual y como todo lo bueno se hacía desear. Primero desconectaban la sonda de la botella de nutrición y la pegaban al pijama con esparadrapo. Ya dentro de la ducha, yo tendría que sujetarla detrás de la oreja. Después me forraban los dos brazos con film de cocina para proteger los vendajes que cubrían de la muñeca al codo y tapaban la vía central de la clavícula. Por último, fijaban la palomilla de la morfina colocada en el interior del brazo... y ya estaba lista para zambullirme en el agua.

A veces, la debilidad me jugó malas pasadas, así que, por si acaso tenía necesidad de sentarme, metía la banqueta dentro del plato. Ducharme me sanaba. Era un hábito sencillo, pero placentero cuando careces de casi todo. Me reportaba unos niveles de relajación muy beneficiosos para enfrentar la aspereza de las horas. Se convirtió en una práctica especial y dejé de recibirla como un autómata, aprovechaba al máximo los segundos que permanecía dentro.

Fuera quedaban los problemas, los dolores y los miedos. Disfrutaba de la *experiencia* del reconfortante paréntesis: una profunda limpieza que depuraba lo nocivo. No permitía a mi mente que divagara y se perdiera ese precioso instante. Ella estaba allí presente conmigo desde que abría el grifo y regulaba la temperatura, centrada, sintiendo cómo el agua caía por la cabeza y se deslizaba por la espalda, arrastrando la espuma, que eliminaba toxinas y malos pensamientos por el sumidero.

Otro rellano de calma que también dispersaba oscuridades era la comunicación con mi familia. No hablábamos por teléfono, debía forzar en exceso y no me convenía. El contacto con el exterior lo realizaba a través de Raúl o atesorando wasaps para cuando pudiese leerlos o escucharlos. Siempre contaba con una retahíla enorme, que venía encabezada por unos fijos que nunca fallaban: los de mis hijas y mis sobrinos pequeños, que sacaban lapsos para el recuerdo donde se encontraran. Daba igual la playa, haciendo una tarta o montando en bicicleta. Para comérselos con sus lenguas de trapo expresando a la perfección el mensaje: «Ánimo, tía Raquel, te queremos».

Otras veces eran actos emotivos que me trasladaban a tiempos familiares pretéritos.

Ana, mi cuñada, nos alegraba algunos fines de semana con su presencia, pero en esta ocasión traía un regalo muy especial para mí. ¡Una camiseta verde! Se me hizo un nudo en la garganta al leer la frase rotulada en la espalda. La AECC entregaba cada año esas camisetas a los participantes en la carrera contra el cáncer, pero mi cuñada las había personalizado.

La misiva serigrafiada era la misma que ese «Va por ti, Rafa» grabado meses atrás en unas pulseras también verdes. Las diseñamos con un único propósito, hacer algo bonito en un día triste para nosotros. El 25 de mayo era el primer cumpleaños sin mi cuñado, fallecido en diciembre, y pretendíamos tornar la pena que provocaba su ausencia en un gesto altruista: donar en su memoria todo lo recaudado con la venta de las pulseras. Nuestro deseo se cumplió y conseguimos entregar a la AECC el donativo el día de su cumpleaños. Vendimos mil doscientas pulseras entre familia y amigos y así logramos que un día agridulce tuviera el sello más cálido para su homenaje.

El sábado anterior a la visita de Ana a Madrid se había celebrado la carrera benéfica de la AECC en Palencia. Participaron en la solidaria causa algunos de mis sobrinos: Dani, David, Miguel, Celia, Fátima, Nora y mis hijas María y Marta. Al frente del pelotón, azuzando, Ana y Pilar, mis cuñadas. Todos juntos corrieron los kilómetros más simbólicos para nuestra familia. Y en la parte de atrás de la camiseta habían incluido mi nombre junto al de mi cuñado: «Va por vosotros, Raquel y Rafa».

Sin duda, fue una jornada en la que se enfundaron el verde esperanza para reivindicar el nombre de mi cuñado y el mío con orgullo y cariño. Sus fotos posando como equipo de contención y apoyo a la enfermedad me emocionaron. Así que allí en el respaldo del sillón frente a mi cama icé tan solemne bandera en honor a Rafa y a todos los caídos por la enfermedad.

También la música en muchas circunstancias lograba dispersar mis sombras...

Algún domingo nos veíamos gratamente sorprendidos por notas musicales que amenizaban nuestras mañanas festivas.

La música posee ese poder. Ese lenguaje universal que unía con sus melodías a enfermos y a familiares. Nos liberábamos escuchando sintonías que trascendían el sufrimiento.

Esta iniciativa sonora apaciguaba nuestra noria emocional, pero también la de aquellos que recibían tratamiento en el hospital de día. Unas veces, solistas a capela; otras, cantantes con sus teclados o con sus guitarras. Pero siempre un mismo denominador común, la voluntad de hacernos olvidar los pesares.

Los pasillos concurridos con sillas de ruedas, goteros y batas confirmaban la acogida. El ritmo rebajaba la ansiedad y propiciaba un ambiente distendido en el que la tensión de las miradas se relajaba. No siempre pude escucharla *in situ* como muchos de mis compañeros porque la enfermedad no daba tregua, no se rendía al cónclave musical y la cama se alzaba cómo solitario destino, pero de fondo podían oírse acordes que apaciguaban el alma.

Brechas en la frondosidad, hallazgos que no estaban asegurados, pero que liberaban de la tenebrosidad...

Las personas influyen en nosotros más de lo que pensamos. Su actitud, la forma en la que nos hablan o su visión del mundo. Por ello es fundamental rodearse de aquellos que nos hacen felices o nos sostienen cuando caemos.

Esther, mi hermana pequeña, al igual que mi hermano, vive a muchos kilómetros, aunque durante mi enfermedad en ningún momento sentí su falta. Ambos han estado presentes siempre que les he necesitado. Lo mismo que Susana, desde Palencia, con su generosidad infinita dando cobertura a mis niñas en todo lo que demandaban que no era poco.

Nada más conocer mi diagnóstico y la fecha para la intervención, no lo dudó, hizo las maletas y regresó a Palencia con mi sobrina para estar con todos en la casa familiar. Desde allí podía estar más cerca de mí y pendiente de lo que pudiera surgir.

Los días que estaba en Madrid acompañándome giraban en torno a la premisa ***todo se puede***, no existían otros derroteros posibles. Ponía intención y sentimiento en que así fuese. Tenía la habilidad de cambiar el color de los nubarrones. Llegaba y, con su particular percepción de la vida, revolucionaba el orden establecido. Me divertían sus ocurrencias, sus peticiones rocambolescas a las enfermeras para pulir mi aspecto físico o los cuidados.

En cada ingreso se las ingenió para resaltar lo positivo y alegrarme. Después, en casa, trató como pudo de allanar escollos: me sacaba a pasear, buscaba ropa de mí talla o rastreaba vitaminas que me aportaran vitalidad. Siempre atenta a los vacíos que pudieran surgir, además de suplir mis innumerables deficiencias con mis hijas. Sin ninguna duda, es quien más me hizo reír aquellos días y muchos otros después, al recordarlo.

Ser testigo de vivencias inspiradoras en ocasiones desvela que hay momentos en los que hallar un claro es más importante que hallar la propia luz...

Compartir tiempo, conversaciones y más de un lance imprimen valor suficiente para enfrentar la realidad y arrinconar la nostalgia. Participaba con mis ***partenaires*** de habitación de las peripecias y los reveses que nos llegaban, aunque quizá por tener edades afines intercambié más confidencias con una chica venezolana. A Yosi, afincada en España desde hacía años, la habían operado en nuestro país de un tumor en el brazo, pero no pudieron salvárselo. Se lo amputaron hasta el codo, aunque esto no le impedía hacer todo aquello que se proponía.

Lideraba una fortaleza y un sentido del humor encomiables. Su ingreso en La Paz se debía exclusivamente a la administración del tratamiento oncológico. Le infundían el veneno sanador durante tres largos días. Desde el instante en que la vi, me causó ternura su naturalidad sin doblez.

Nunca he conocido a nadie con unos efectos secundarios tan fantásticos. Pasaba el día durmiendo como un angelito y cuando despertaba del letargo se alimentaba con un apetito voraz. Era extraño encontrarla en otra actitud que no fuese rendida en los brazos de Morfeo o devorando comida rápida que siempre tenía alrededor.

A menudo, me mofaba de sus caprichos, ya que todo aquel que la visitaba recibía su glotona petición. Portar como presente algún menú de McDonald's o cualquier otra franquicia de corte similar. Lo mismo daba que hubiese catado ya las viandas hospitalarias, que ella repetía, era insaciable con los manjares de las bolsas de papel.

La observaba perpleja. Envidiaba comer y descansar como Yosi lo hacía. No importaba lo agotadora que hubiese sido la noche, su energía y las ganas de jarana no la abandonaban.

Por la mañana temprano pasaban la consulta rutinaria los médicos de planta y ella, animosa, los recibía con la guasa que guardaba siempre. La diana, Abraham, el Dr. Ocanto, mi oncólogo. ¡Le encantaba! Incluso en más de una ocasión le soltaba piropos al apurado doctor. Yo no daba crédito a su descaro, pero ella reía con ganas sabedora de la incomodidad que provocaba.

Estos y otros remansos templaban mi espíritu mientras amainaba. Trataba de hallar ***cobijos***, No huía de la tormenta cuando se volvía insoportable, continuaba a tientas. La fe ve lo invisible, cree lo increíble y recibe lo imposible. Me transformaba para sobrevivir. Activaba mis armas, autocontrol y calma mental para lidiar contra las inclemencias. Y trataba de mantener la motivación alta hasta que la espesura se esfumara. Los claros me brindaban luminosidad para que el camino fuera más transitable.

15. Puede haber otra forma de vivir

«La gente corre tanto porque no sabe dónde va,
el que sabe dónde va, va despacio para paladear el ir llegando».

Gloria Fuertes

No estuve mucho tiempo hospitalizada esa vez. El equipo médico había determinado practicarme una gastrostomía endoscópica. La cirugía consistía en colocarme una sonda desde la pared abdominal hasta el estómago para permitir de este modo la nutrición. Ya era la tercera vez que ingresaba en La Paz y esperaba que fuese la última.

En esta ocasión el motivo también era serio: frenar la severa desnutrición que venía arrastrando por la dificultad al tragar (disfagia). A mi integridad física le urgía que le ajustaran la alimentación cuanto antes, ya que cada día estaba más debilitada. La ingesta por vía oral resultaba insuficiente. Eso y la alarmante pérdida de peso aceleraron la vuelta a Madrid.

Las secuelas de la operación y los posteriores tratamientos con radioterapia impedían una deglución normal. Para colmo de males, los complementos alimenticios se habían convertido en la tabla de salvación, pero llegó un momento en que tampoco los admitía. No los toleraba, me provocaban un rechazo automático y arcadas con tan solo verlos u olerlos. La situación en la que me encontraba era extrema, así que antes de que se fuera de las manos decidieron ponerme el tubito hasta el estómago.

Sin embargo, al segundo día de ingreso el Dr. Bernáldez, mi otorrino, comenzó a considerar la posibilidad de esperar antes de realizar la invasión. Favoreció que desistiera de su propósito que en una de las visitas comprobara cómo, a pesar del gran esfuerzo que me suponía, trataba de desayunar. Sangre, sudor y lágrimas me costaba, pero le convenció para darme un voto de confianza y parar la intervención.

En las comidas me martirizaba hasta el extremo para evitar el quirófano. La anestesia oral y la ayuda de mi logopeda hacían el resto para cumplir con lo prometido a mi otorrino. La paciente Carolina intentaba que, mediante los ejercicios, aprendiera a coordinar los músculos dañados. Probaba técnicas para que colocara en determinadas zonas de la boca los alimentos o posicionara el cuerpo y la cabeza de tal modo que fuese menos costoso el tránsito.

Tratar de introducir algo de sustento en mi organismo ocupaba mis horas. Las galletas deshechas en leche y los yogures no exigían tanto empeño, pero cuando llegaba el rancho hospitalario se me hacía insoportable y mi talante cambiaba drásticamente. Odiaba los pastosos purés de la dieta líquida; estaban enriquecidos hasta el exceso con todo tipo de proteínas, pero entre el aspecto nada apetecible, el suplicio para ingerirlos y el miedo por atragantarme, preparaba unas escenas de lo más melodramáticas.

Al final, obtuve mi recompensa y consiguieron estabilizarme sin realizar la gastrostomía. Me dieron el alta. Y acepté el riesgo de no desfallecer a pesar de las dificultades que encontrase. Incluiría de nuevo los batidos hiperproteicos para demostrarle al Dr. Bernáldez que no era tan indómita como parecía. Superaría las náuseas y soportaría con la morfina el dolor.

Confiaba en que no estuviese ya muy lejos el momento de encontrarme mejor, pero aún quedaba un periplo sinuoso y pocas fuerzas para resurgir. La premura y las ganas de que todo pasase tenían secuestrada mi voluntad, no coincidían mis anhelos con el tiempo real. Lamentablemente, a pesar de mis sacrificios constantes, no remontaba. Los daños eran muchos y me sorprendían sin miramientos; no me liberaban.

Mi llegada a Palencia no cambió mucho la dinámica: continuaba sin tomar sólidos y me alimentaba con purés y batidos que revolvían mis entrañas. Pasaba el día del sofá a la cama con la movilidad limitada y sin un gramo de energía en mis 36 kg. Posiblemente, la quimio había causado el bloqueo de los extensores y los dedos del pie se habían recogido y agarrotado. Así que la deformidad también dificultaba que apoyara y caminara correctamente.

Dicha alteración se manifestó de forma espontánea después de los tratamientos, y con el trascurso de los meses se cronificó. La consecuencia de la mala pisada no tardó en aparecer perjudicando a otras articulaciones. La rodilla y la cadera fallaban a menudo, por lo que el margen de autonomía se me reducía. La quimio, igual que la radio, había hecho de las suyas conmigo.

Estaba condenada a pasar los días ensimismada, apiporrándome a pastillas frente a la mesa de estilo Imperio de la habitación. Esta había reemplazado las flores frescas, la agenda y el ordenador por un arsenal de medicamentos. Variedad de formas, sabores y colores podían encontrarse en el nuevo dispensador de fármacos, pero a pesar de sus medidas no entraba una caja más. Nolotil, Gelocatil, Fortecortim, Primperan, fentanilo, Abstral, Enantyum, Omeprazol, Tramadol, Pregabalina, PecFent, Fluconazol, Lidocaína viscosa, Lorazepam... además de diferentes aceites, cremas para las quemaduras del cuello, enjuagues y colutorios varios... conformaban mi tóxico ajuar personal.

No evolucionaba nada y la situación no pintaba nada halagüeña. Los efectos de la desnutrición me anulaban anímicamente. Subsistía enfrascada en un estado de tristeza habitual con trastornos dispares que nada tenían que ver conmigo: una persona enérgica, resuelta, con una vida laboral, personal y emocional activa. Pero en ese momento estaba postergada, menguada en las funciones más elementales y, para remate, la que siempre marchaba firme, mi actitud, se tambaleaba. La compañera más fiel e inquebrantable que tuve desde el principio parecía que dejaba de responder.

Ni el entusiasmo ni la fortaleza respaldaban el órdago que pretendía, pero ya se me ocurriría algo para salir del bucle. Aunque hicieron falta meses de un infierno indescriptible, la paciencia infinita de mi marido y de mis niñas y el auxilio de cuatro ángeles maravillosos para que se obrase el milagro.

Las circunstancias eran delicadas, sí, pero fui y estuve insufrible con los que más me querían porque no sabía cómo convivir con ese dolor que me lastraba las 24 horas. Me faltaba cordura para gestionar lo que sucedía, aunque acabé haciéndome resiliente. Acepté vivir dolorida, encajando contra viento y marea y confiando en que algún día terminara la agonía para que la vida pudiera regresar.

Año y medio después, tras una lucha titánica y férrea disciplina algo empezó a cambiar...

***

El despertador sonó a primera hora de la mañana. Por delante, un magnífico día para perseverar. Inauguraba la rutina matinal por la puerta grande con la meditación, una práctica que reconfortaba mi mente. Seguía con una hora de ejercicios para ganar autonomía en el cuello y en el brazo izquierdo. Clases de yoga para recuperar el tono muscular y sesiones de fisioterapia para atacar de forma profesional las otras *goteras*.

Enfrentaba sin desfallecer los desafíos, las interminables comidas, el sacrificio que me suponía todo, pero no me rendía.

Estaba lista para recuperar mi vida. El cáncer me había regalado algo excepcional: tiempo. No para convalecer, de eso ya había tenido suficiente, sino para vivir con pasión, para sanar emocionalmente, escucharme más y mejor (cosa que antes no hacía) o invertir en valores seguros como mi familia. En pocas palabras, aprovechar al máximo lo que la vida me brindaba de nuevo.

Estaba profundamente convencida de que no iba a malgastar la lección que había interiorizado a lo largo de tantos meses. Esa huella imborrable que dejó el cáncer me enseñó que podía haber otra forma de vivir.

Devoraba libros, me matriculaba en cursos que me tenían encandilada o participaba ***on line*** en conferencias que me fascinaban. La necesidad física de pasar horas encerrada la convertí en una oportunidad para hacer tantas otras cosas, por ejemplo, recuperar la buena costumbre de comer a diario con mis niñas. Por la tarde bailaba como podía, pero bailaba. Intentaba ganar masa muscular moviendo el esqueleto (nunca mejor dicho) a ritmo de bachatas, ***rock and roll*** o el género que fuese. Reía mucho y agradecía seguir viva a cada instante. Pero a última hora se me ponía cara de tonta al oír las llaves abriendo la puerta... Raúl siempre me alegraba la vida y el día cuando llegaba.

Este camino de aprendizaje que inicié con el cáncer me demostró que no solo debía empezar de cero, sino reescribir mi historia porque la que tenía ya no me servía. Crecí en silencio, hacia dentro, me hice grande sin pretender brillar. Decidí con osadía que la eternidad todavía podía esperar. Y cuando esta encrucijada se hizo patente nada volvió a ser lo mismo. Apremiaba levantar el vuelo, apagar el piloto automático y arriesgarse a vivir como aspiraba. En mí estaba responder si estaba lista para la transformación.

A priori, parecía la candidata perfecta para enfrentar mi propia metamorfosis. Aunque me vi obligada a evolucionar, a completar sucesivas etapas, no podía vivir eternamente como un gusano, arrastrándome por el suelo. Debía comportarme como la mariposa que era y desplegar mis alas.

Había otra forma de vivir. Más plena. Dirigida por el corazón y no por las emociones que me atrapaban. Todo lo experimentado hasta ese momento no había sido más que el ensayo general antes del gran estreno. Un fértil proceso que culminó cuando el nuevo traje comenzó a ajustar. No era una disyuntiva entre lo malo y lo bueno, sino entre despertar o estar dormida. Y, desde luego, ese despertar pretendía no dejar títere con cabeza, abandonar aquello que no me satisfacía fijando sólidos cimientos. No había llegado hasta ahí para no cuestionar nada.

El modelo para una vida armoniosa lo podía acariciar con una mente lúcida y un corazón compasivo, como decía Buda, dejando atrás las lamentaciones del pasado, las preocupaciones por el futuro y mirando el presente con ojos confiados. Sí había otra forma de vivir, pero no tenía un plan establecido tan solo volver donde la vida me paró.

Una dimensión desconocida me inspiraba. Era revelador; por fin comprendía que era capaz, tenía la actitud, la mentalidad y la ilusión para pelear. Estaba todo a mi alcance, así que tomé conciencia del compromiso, reflexioné sobre hacia dónde pretendía dirigir mi vida, sobre cuáles eran los sueños por cumplir y sobre qué estaba dispuesta a dejar atrás. Era lo que había conseguido y también lo que me quedaba por conquistar, porque solo yo era artífice de mi felicidad. Todo cobraba sentido, era consciente.

Debía confiar en mí misma, en mí residían la clave y mi mejor punto de apoyo, como las alas del halcón que regalaron al rey de un país muy muy lejano.

> Hace mucho tiempo, el rey de un país muy muy lejano recibió como obsequio en su cumpleaños dos pichones de halcón y los entregó al maestro de cetrería para que los entrenara.

Pasados unos meses, el instructor le comunicó que uno de los halcones estaba perfectamente educado, había aprendido a volar y cazar, pero no sabía qué le sucedía al otro halcón. No se había movido de una rama desde el día de su llegada a palacio, e incluso había que llevarle el alimento hasta allí.
El rey mandó llamar a curanderos y sanadores de todo tipo, pero nadie consiguió hacerle volar. Encargó entonces la misión a varios miembros de la corte, pero a pesar de los intentos nada cambió; por la ventana de sus habitaciones el monarca veía que el pájaro continuaba inmóvil.
Publicó por fin un llamamiento entre sus súbditos solicitando ayuda, y entonces, a la mañana siguiente vio al halcón volar ágilmente por los jardines.
—Traed al autor de este milagro dijo a su séquito.
Al poco rato le presentaron a un campesino.
—¿Tú hiciste volar al halcón? ¿Cómo lo lograste? ¿Eres mago, acaso?
Entre feliz e intimidado, el hombrecito explicó:
—No fue difícil, majestad: solo corté la rama. El pájaro se dio cuenta de que tenía alas y se lanzó a volar.
No permitamos por comodidad o temor que esas ramas a las que nos sujetamos nos impidan volar y hacer realidad nuestros sueños. La confianza del halcón no está en la rama en la que se apoya, si no en sus propias alas.

16. La hora de los valientes

«Nada dura para siempre, ni el dolor, ni la alegría. Todo en la vida es aprendizaje, todo en la vida está en seguir adelante».

Antoine de Saint-Exupéry

¿Qué es ser valiente?

Ser valiente no es no tener miedo, sino que a pesar de él y con él eres capaz de seguir.

Ser valiente no es no sentir dolor, no es no pedir ayuda, no flaquear o amedrentarse.

Ser valiente es una actitud frente a la vida.

Ser valiente es descubrir debilidades y fortalezas.

Ser valiente es encarar lo que la vida trae.

Ser valiente es convivir con la incertidumbre.

Ser valiente es firmeza y flexibilidad ante la adversidad.

Ser valiente es afrontar con coraje.

Ser valiente es superar situaciones que pensamos insoportables.

Ser valiente es atreverse.

Ser valiente es rezar todo lo que sabes...

Nunca he sido una persona temerosa. No tengo conocimiento de ningún miedo que me persiguiera en mi infancia o más tarde, y jamás he sido asustadiza, pero aquella mañana de junio descubriría el significado de ese sentimiento en todo su esplendor.

Tras la llamada que lo cambió todo, la primera impresión que recuerdo fue de miedo por mis hijas, por morir y perderme su vida, por desaparecer dejándolas huérfanas de tantas explicaciones que me quedaba por darles. Era tan pronto y nos faltaban tantos momentos por compartir.

Más tarde fueron llegando otros miedos. Experimenté varios, pero siempre el mismo y tozudo miedo, el que podía afectar al bienestar emocional de mis hijas si no conseguía superar el cáncer. El instinto de protección tan arraigado había saltado por los aires, igual que la pretensión de controlar todo se desvanecía. Ya no servía el chip de todopoderosa que suponía implantado en mí. Quedaba indefensa ante la convicción errónea de que nadie las cuidaría igual, que serían vulnerables sin mi tutela.

Hasta aquel momento no había reparado en que vivía como una insensata pensando que todo lo podía dominar. Pero cuando el cáncer llamó a mi puerta me di cuenta de que estaba muy confundida, y lo único que deseaba con toda mi alma era más tiempo para dedicárselo a mi familia. No tenía miedo a la muerte, sino a la vida no vivida. Y la particular solución que hallé fue convertir ese miedo a no estar presente en sus vidas por coraje de vivir.

Tener miedo era inevitable. Es una emoción que procede del cerebro límbico y se encarga de nuestra supervivencia. Los expertos dicen que carece de toda lógica, pero en mi caso la realidad no señalaba una reacción subjetiva o aprensiva. El miedo se iba a convertir en mi compañero de viaje; mi Pepito Grillo frente a las amenazas, el que velara por mi integridad.

Temores hasta entonces inexistentes saldrían a la palestra. Miedo al dolor, al sufrimiento de mis seres queridos, a la incertidumbre, al cambio o por dejar de existir. Trataba de alejar esa sensación de bloqueo y no incidir en una vía sin retorno, debía prepararme para ser valiente.

El primer paso en la misión que me había propuesto fue apartar creencias limitantes; aquellas apreciaciones que construí en mi cabeza y que ponían freno a mi avance, pero estaban fuertemente arraigadas en el cerebro. Este proceso no fue de un día para otro, todo lo contrario, tuve que ejercitarlo continuamente. Después reprogramé mi mente, la entrené para la calma, gestioné emociones y alcancé pequeñas metas para acercar al objetivo principal. Por último, debía calibrar mi mapa mental, constatar si había coherencia entre lo que decía, lo que hacía, lo que pensaba y lo que sentía.

A menudo, las circunstancias obligan, aunque no quieras enfrentar lo que temes. El valor transforma a las personas y les enseña a aprender, superar y evolucionar. El mayor acto de valentía es conquistar nuestros miedos. Hazlo, y si te da miedo, hazlo con miedo.

Existen muchas ocasiones en que para proseguir es necesario resetearse y comenzar de nuevo. La zona de confort es un fantástico lugar, pero allí no crece nada. Si lograba interiorizarlo, me permitiría disfrutar de una vida más equilibrada porque aquí estaba de paso. «La vida cobra sentido cuando miras hacia atrás, pero hay que vivirla hacia delante», como decía Kierkegaard.

Mi desconcierto ante la ausencia de certezas no impedía que lo retara. Frente al miedo solo me quedaban dos opciones: sucumbir o plantarle cara. Era el gran gurú, sonsacaba de lo más recóndito la entereza que aún quedaba. Le admiraba, era mi mejor aliado para salir victoriosa. El valiente no es aquel que no siente miedo, sino el que es capaz de conquistar ese miedo.

El día había amanecido tristón para ser un 18 de agosto. Teníamos buena temperatura, pero era un día gris y apagado. No tardé en comprobar que también sería aciago por otros motivos. Una amiga me lo confirmaba en un mensaje de WhatsApp que entró en mi teléfono. Escuetas líneas para comunicar la triste noticia. De nuevo el cáncer ganaba el pulso a la vida y Alberto, otro guerrero incansable, fallecía tras años sin tregua con la enfermedad.

Este tortazo de crudeza evidenciaba una vez más la fragilidad de la condición humana. Confirmaba que no somos eternos, aunque vivamos como tales. La partida de Alberto me recordó la lucha por la supervivencia que libramos muchos enfermos. La desesperanza que se cierne y los sueños que se truncan cuando no es así. Es doloroso sobrevivir a los que no lo consiguen. Las heridas se abren y sangran sin parar, no hay torniquete que las tapone.

Alguien con tu misma afección y aflicción te traspasa con su estocada mortal. Capacitan los sentimientos y una emoción tan cercana que arrasa. Rumi, gran poeta místico, decía: «Es la herida por donde entra la luz», pero hasta que esa luz me cegó tuve que deambular antes por la más absoluta oscuridad. Quizá por eso aprendí a honrar la herida que tanto me enseñó, y ya ningún dolor me era ajeno.

Siempre que acontece este hecho finito de la muerte provoca en mí reacciones encontradas. Por un lado, profunda tristeza por la vida que se apaga y, por otro, la gran responsabilidad de saber vivir por ellos. Por todos los que se fueron de nuestro lado. Lamentablemente, los dramas y los silencios ante lo inevitable me resultaban cercanos. Pero no había ninguna elección, tan solo recomponerse y agradecer la fortuna de seguir aquí.

En este tiempo, si alguna habilidad cultivé, sin duda, fue la empatía. En realidad, nunca me ha costado ponerme en la piel del que sufre o lo está pasando mal. Pero no tengo la exclusividad. Esta era una de las virtudes más desarrolladas en la planta de Oncología y eso cambia radicalmente la percepción de las cosas. Reconforta el ánimo ocuparte de los demás y preocuparte por ellos.

Allí el valor se presuponía, sobrepasaba lágrimas e incluso lo irreversible. Situaciones desfavorables, resultados complicados o diagnósticos que caían como pesadas losas eran lecciones aprendidas a golpe de infortunio. Un optimismo que se contagiaba mientras las penas se postergaban. Allí, en La Paz, hallé ejemplos soberbios.

El cáncer intensifica la generosidad y multiplica de forma exponencial las manifestaciones de afecto. Encajar sus embestidas exige tener un temple realmente extraordinario, en infinidad de ocasiones pude comprobarlo. Únicamente era válido para osados, ya que era cuestión de apretar los dientes, de enfundarse en la armadura y de atreverse a entrar en la casa del miedo.

Los valientes están por todas partes. Son personas anónimas que, en un momento dado, fueron capaces de tomar una decisión con coraje. Solo hace falta una buena razón para tener ese instante de valentía. Muchos de mis compañeros de planta, a pesar de sus luchas internas, conseguían levantarse y dar lo mejor de sí. Grabadas en mi retina, Yosi, Rosa, Luciana, Angelita, Estrella, Carmen... ¡Cuánta voluntad! Rostros intrépidos dando testimonio de que merecía la pena vivir, aunque el cuerpo doliese y los sustos atenazasen. Jamás se rendían y siempre encontraban luz en las tinieblas.

Dicen que sin riesgo no hay gloria, pero hasta que no batallas no te conviertes en quien realmente eres. Tenemos el tamaño de aquello que nos atrevemos a hacer para superar cualquier adversidad. Debemos estar preparados para sobrevivir, conscientes de que la actitud con la que lo enfoquemos será la que marque la diferencia. Habrá que echarle ganas, porque sabias enseñanzas proceden frecuentemente de lugares insospechados.

A menudo, sucesos abrumadores acarrean réplicas clave: cobardía o valentía; ambas perfectamente loables. ¿Recrear dudas o desafiar límites? No era resistir, sino asimilar para incorporarlo cuanto antes. Solo así iniciaría ese viaje transformador donde me topé con baches y caí en círculos viciosos, pero de donde saqué una valiosa experiencia para recordar.

No era requisito lanzarse al abismo, pero tampoco recrearse en el *no puedo*. Si lo superaba y me sobreponía, las respuestas llegarían y un mundo de posibilidades se abriría ante mí. Todos los días tuve la oportunidad de demostrarme que era un poco más valiente:

- Identificando y expresando mis miedos restaba carga emocional.
- Me daba permiso para sentirlos.
- Los ponía en su lugar.
- Minimizaba los riesgos.
- Tenía presente mi objetivo, me daba valor.
- No anticipaba (bueno... a veces sí).
- No rumiaba (lo intentaba).
- Siempre buscaba la forma de seguir adelante.
- Confiaba en mi instinto.
- Entraba en acción.

Sabía que ser valiente era implicarme, caminar bajo la tormenta conociendo que no todas las batallas están destinadas a ser ganadas. No me obsesionaba ni me acobardaba ante la enfermedad, pero tampoco le negaba al cáncer su poder, porque era un recio contrincante.

Busqué un plan de acción para encauzar mi energía. En mi interior encontré la fortaleza para asumir el desafío sin perder de vista la meta. Pese a lo incierto, aposté fuerte, derribé barreras y trascendí la fatalidad. Siempre que necesité parar, paré para tomar aire. Además, no era el ombligo del mundo, sino tan solo una gota en la inmensidad del mar.

Muchísimas personas sufren, miles de protagonistas a los que les asaltan sus miedos. Sufren dolores indescriptibles, y los sufren en la miseria o en la soledad. Se trata de existencias al filo, y aun así exprimen su coraje sin retahílas lastimeras. Son héroes que conmueven e inspiran porque su grandeza radica en algo tan esperanzador como ser capaces de seguir adelante.

> En una hermosa sabana africana, un león merodeaba perdido. Llevaba muchos días alejado de su territorio caminando de un lado para otro sin encontrar a los suyos. Tenía hambre y sed, pero también mucho miedo al verse solo.
> Por fin divisó un estanque de agua fresca y cristalina. Inmediatamente, corrió hacia él con todas sus fuerzas. Estaba muerto de sed y necesitaba a toda costa tomar un poco del líquido vital. Sin embargo, al llegar a la orilla vio sobre las aguas la imagen de un león sediento. Entonces se retiró.
> «El estanque ya tiene dueño», pensó.
> Esa noche se quedó cerca de allí, pero no se atrevía a ir de nuevo al estanque. Si aparecía el león que era dueño del lugar, seguramente lo atacaría por meterse con su propiedad. Y él no estaba en condiciones de enfrentarse a nadie. Pasó un día y el sol quemaba.
> El león decidió arriesgarse. No aguantaba más. Así que se acercó cautelosamente y al llegar a la orilla vio de nuevo al león. Era tanta su sed que no le importó. Metió la cabeza para tomar el agua fresca. Y en ese momento, el león desapareció. Había estado viendo tan solo su reflejo.
> Así son los miedos, desaparecen cuando los enfrentamos.

17. Esos químicos que habitan en mí

«Tras el vivir y el soñar, está lo más importante, despertar».

Antonio Machado

La extrema climatología castellana fue la instigadora. El calor asfixiante de los meses estivales intensificó la sintomatología causada por la radioterapia. Las glándulas salivares, abrasadas, hacían que mi boca y mi garganta parecieran un dique seco. Así que para contrarrestar el malestar determiné no salir de casa más de lo estrictamente necesario. Pero la decisión, lejos de entristecerme por pasar el verano encerrada, me aportó un beneficio enorme.

Días atrás había pedido tres libros nuevos. Nunca compraba esa temática, pero debido a las horas que estaba recluida leía bastante de casi todo. Últimamente había llamado poderosamente mi atención ampliar conocimientos sobre nuestro potencial humano. Despertaba en mí una tremenda curiosidad adentrarme en sus confines y bucear en los misterios de algunos temas.

En pocas semanas había devorado no solo los libros que llegaron, sino decenas de títulos que fueron cayendo en mis manos después. Pero esto solo fue el comienzo, el gusanillo estaba dentro. Aguardaba encandilada las entregas periódicas de algunos autores; un material que colmara mis ansias e hiciera merecida la espera.

Todo aquel que tuviese autoridad en la materia y pareciera refrendado por su trayectoria era objeto de mi deseo. Neurólogos, científicos, psiquiatras, filósofos, eruditos o místicos. Bien recibidos eran sus manuscritos, estudios clínicos o conferencias. Los había convertido en un pasatiempo muy provechoso para mis tardes en soledad.

En aquellos meses, las páginas de algunos libros se almacenaron en mi memoria cobrando vida propia. Hablaba con fluidez de términos como neuroplasticidad, epigenética, neuronas espejo o del sistema reticular activador ascendente. Las horas volaban mientras indagaba ensimismada en montones de anotaciones y papeles.

Esta nueva afición dotó de consistencia científica a lo que desde hacía meses venía practicando. Quizá no de una forma tan espiritual, pero si más racional y argumentada. Una postura contrastada donde se exponía que existen acciones que modifican la estructura cerebral causando conductas positivas o negativas y produciendo consecuentemente unos químicos u otros.

Me fascinaba lo que averiguaba sobre capacidades dormidas o la repercusión que actos espontáneos como el agradecimiento o el perdón suscitaban en el cerebro. Pretendía llevarlo todo a cabo, adoptar una actitud proactiva para alcanzar el máximo potencial y evolucionar, llegar a ese equilibrio que aspiraba cuidando mi salud emocional sin que esta interfiriese en la física. Mantenerme positiva ayudaría en el propósito.

Primero cuestioné lo establecido y modifiqué aquello que no resonaba con mi proyecto de vida. Todavía me quedaban lagunas por aclarar, aunque ya tenía despejadas muchas incógnitas. Necesitaba confiar sin seguir los procedimientos a rajatabla, aprovechar ese poder terapéutico y continuar la tendencia de conocer más sobre lo que me había cautivado. El cuerpo humano es capaz de cosas milagrosas, está brillantemente diseñado para autorregularse y sanar.

Era una gran oportunidad participar en mi recuperación a través de la estrecha conexión entre cuerpo y mente. Usando eficazmente los mecanismos ahora disponibles, junto con los tratamientos y la alianza médico-paciente.

A veces fue un trabajo incómodo, incluso farragoso. Las cuestiones que causan controversia son motores de cambio, pero confrontan aspectos íntimos. No quería aplazar mis ganas de canalizar la energía en aras de la sanación. No todo lo explicaba la bioquímica, también yo podía inhibir o favorecer la expresión de mis genes con mi comportamiento, esculpir pautas y patrones nuevos, influyendo en la propia biología del organismo.

Nuestra mente y nuestras emociones afectan irremediablemente en la salud de nuestro cuerpo y en su capacidad por enfermar o curarse. Las evidencias parecían avalar la noción de que intervenimos de una forma importante en nuestro restablecimiento. Ya se descubrió en el siglo XX que las neuronas continúan formándose toda la vida, lo que rompía con la creencia anterior. En los años 90 se publicaron varios estudios que confirmaban que determinadas áreas del cerebro mantienen su capacidad de producir neuronas hasta el último día que vivimos, no solo antes de nacer y en los primeros años. Esto era algo revolucionario, ya que abría la puerta a la esperanza en las lesiones cerebrales o en enfermedades neurodegenerativas.

Dos conceptos eran fundamentales para entender nuestro potencial, la neurogénesis y la neuroplasticidad. La neurogénesis es el nacimiento y proliferación de nuevas neuronas en el cerebro. Anteriormente se creía que las neuronas morían y no eran reemplazadas por otras, pero se ha comprobado científicamente que no es así. Se ha verificado que, al contrario de lo que se pensaba, nuestro cerebro no es estático. No nacemos con un número determinado de neuronas, sino que es plástico y se modifica a lo largo de nuestra vida. La neuroplasticidad es la capacidad que tiene el cerebro de crear otras conexiones neuronales y transformarse a lo largo del tiempo.

Ramón y Cajal ya se interesó por la plasticidad, aunque él todavía hablaba de que todo lo que moría no podía ser regenerado. No obstante, esta afirmación no oscurece su trayectoria. Nosotros somos capaces de crear nuestro propio cerebro y gracias a la neuroplasticidad cerebral abrimos nuevas rutas neuronales. Esta interpretación deja sin fuerza el «yo soy así» o «ya es demasiado tarde para cambiar». En la actualidad, estas sentencias no convencen, ahora que se conoce mejor cómo interviene la neuroplasticidad.

La antigua creencia de que llegados a la edad adulta nuestro cerebro no cambiaba y solo le quedaba el deterioro caía con aplomo. Igual que el concepto de que la inteligencia se heredaba y no se podía potenciar más allá. Estábamos tan equivocados...

Entrenando nuestras neuronas podemos ser más creativos, lúcidos e inteligentes. Además, está demostrado que las personas con buena actitud ante la vida son más sanas y felices. Pensamientos positivos como la alegría, la amistad o el amor producen afluencia de neurotransmisores y hormonas en el sistema nervioso central que estimula y restaura la salud. Nosotros podemos favorecer la neurogénesis con aprendizaje constante, practicando ejercicio mental o actividades aeróbicas.

Si pretendemos conquistar otras metas tenemos que prepararnos para que suceda, por medio de ensayos y visualizaciones que recreamos mentalmente. De este modo, provocaremos variaciones en el cerebro. Parece magia, pero no lo es. La ilusión, la esperanza o la pasión son magníficos fertilizantes para él. Así desarrollará nuevas conexiones cerebrales y hará crecer la actividad en el hipocampo que es la zona vinculada con el aprendizaje y la memoria.

La felicidad y el optimismo son inequívocas garantías de salud y vivir en un estado mental positivo repercute significativamente en nosotros. Algo tan cotidiano como nuestras experiencias o la forma en que nos enfrentamos a la vida puede modificar nuestros genes. Existe una ciencia emergente que explica cómo factores de diversa índole pueden condicionar positiva o negativamente en nuestro genoma, se denomina epigenética. Esto también recalca la gran responsabilidad de nuestras actuaciones y de los comportamientos que elegimos.

Por el contrario, el pesimismo y las emociones negativas perjudican al cerebro, que, para protegerse, se pone en modo supervivencia y segrega cortisol (hormona del estrés) de forma descontrolada. De ahí la responsabilidad de cultivar un talante constructivo con acciones diarias como sonreír, meditar, simplificar o relativizar, entre otras. Cuanto más practicas más ejercitas el músculo pensante.

En nuestro cerebro se origina una química cerebral que nos predispone a determinados estados de ánimo. Producimos unas sustancias que, cada vez que se liberan, nos hacen sentir bien. A cuatro de estos químicos naturales se los conoce con el nombre del *cuarteto de la felicidad*: endorfinas, serotonina, dopamina y oxitocina. Estos neurotransmisores son vitales; en situaciones desafiantes cobran un papel muy relevante, incluso numerosos estudios ya les asignan gran protagonismo para equilibrar el organismo. Los bajos niveles de estos ocasionan desequilibrios en nuestro cerebro.

Mi mente no solo evolucionaba con lo que yo le proporcionaba, sino también con los estímulos exteriores que recibía de los demás. Me convertí en un catalizador gracias a las neuronas espejo; empatizaba y resonaba por reflejo. Establecía relaciones sociales sanas que bajaban el cortisol y disparaban mi oxitocina. Rodearme de personas alegres también elevaba mi buena onda y activaba la maquinaria para desatar los químicos.

En la misma línea, investigaciones dispares manifestaban que realizar actos altruistas estimula el hipotálamo colmándolo de dopamina, lo que propiciaba una mayor comprensión a la hora de solventar situaciones difíciles. Acciones como la gratitud cambian drásticamente la estructura molecular del cerebro y el sistema nervioso es menos reactivo y responde de modo más pacífico. El perdón genera unos efectos muy beneficiosos al decidir soltar la carga que no nos pertenece. Tenemos la mala costumbre de revivir una y otra vez aquello que nos daña. Al emplear el perdón soltamos lastre.

Otra poderosa herramienta que usaba para estabilizar la alquimia mental era emplear la sonrisa frecuentemente. ¡Siempre funciona! Si algún momento se torcía, esbozaba una mueca. Y si la negatividad me bloqueaba en exceso, la forzaba con más empeño. Sin duda, las comidas eran los instantes donde más practicaba.

Cuando sonríes el cerebro interpreta que estás contenta y deja de estar alerta. Se relaja liberando químicos para alegrarte. Así la sonrisa simulada se sale con la suya. El humor gira y empiezas a sentirte más animada. Es la teoría de la retroalimentación facial de la que hablaba Darwin. Él justificó que tan solo con la simulación de una emoción se podía realmente replicar esta en nuestra mente.

Sonríe sin motivo aparente y verás cómo las neuronas espejo y la reciprocidad se ponen en marcha. Reír es contagioso y, además, el cerebro no distingue entre lo verdadero o lo ficticio, así que cuanto más le presionemos más felices seremos.

La música también me predisponía a un estado de mayor bienestar al liberar dopamina. Sus notas favorecían la relajación muscular, disminuyendo mi ritmo cardiaco y respiratorio. Estudios neurológicos sostienen que la actividad cerebral se sincroniza y produce una mayor cercanía entre quienes la escuchan. «La música limpia el polvo de la vida cotidiana que se posa sobre el alma», como decía Berthold Auerbach.

De igual modo, el contacto con la naturaleza me reportaba un subidón de energía extra. Buscaba entornos reparadores que elevaban mis vibraciones. Caminaba descalza por la hierba. Me sentaba a la sombra de un árbol o paseaba por la orilla de un río. Todo eso me proporcionaba una paz impensable anteriormente.

Ser consciente de ello me hacía entender cómo todo está interrelacionado. Hay una fuerza interior que todo lo puede y el cerebro, como consecuencia de ese empoderamiento al que llegaba, creaba una nueva realidad. Por tanto, el estado mental tiene más relevancia de lo que pensamos. Produce un impacto real en la motivación, además de variaciones estructurales y funcionales en el cerebro, que pasa a ser capaz de transformarse y evolucionar a partir de nuestra actitud.

Tranquiliza comprobar que la serenidad y la armonía pueden resintonizarse con sencillas rutinas. La química nos ayuda a ser más eficientes con nuestra salud. Además, podemos cambiar nuestro modo de morir si cambiamos nuestro modo de vivir.

18. El método

«Una meta sin un plan es solo un deseo».

Antoine de Saint-Exupéry

La palabra método proviene del latín ***methodus***, que significa camino o vía para llegar a un fin específico. Soy metódica por naturaleza, a todo le aplico un procedimiento. Probablemente, eso le resta espontaneidad a la vida, pero no lo puedo remediar. Gracias al cáncer he aprendido a fluir con más naturalidad, sin tanto rigor, aunque aún perdura algún vestigio escondido.

Sin embargo, a veces, adoptar un orden establecido resulta muy ventajoso para realizar acciones de forma más eficiente y racional. Todo en la vida sigue unos protocolos o directrices para lograr que lo que perseguimos dé sus frutos. Un método natural de actuación. No obstante, no se puede extrapolar, ni tampoco generalizar, porque lo acertado para unos no tiene por qué serlo necesariamente para otros. No hay fórmulas secretas, cada uno lo hace con las estrategias que mejor le funcionan.

El primer año de enfermedad había pasado y supuse que la vida, aunque fuese despacio comenzara a girar, pero no fue así. Necesitaba más años y paciencia para continuar. Por lo tanto, debía cartografiar al milímetro mi mente hasta que un destello de luz se volviera a apiadar.

Al principio no tenía ni idea de por dónde empezar para no desesperar, pero el tiempo fue revelando sus pistas. Pacientemente, desarrollé destrezas para la prueba que me ocupaba. Comenzar requería plantearme la pregunta adecuada: ¿cómo afrontar la enfermedad de forma metódica y ordenada? Después de muchas reflexiones, analicé fallos y fijé cinco pilares fundamentales, alrededor de los cuales giraban mis conclusiones.

Se trataba de un proceso con el que descubrir mis deficiencias y así poder identificar posteriormente las soluciones oportunas. A veces mi conocimiento era insuficiente para manejar determinados atolladeros, pero podía intentarlo con un método. Con una parte de sentido común y otra de experiencia apartaba conjeturas que fueran más allá de la simple observación. Así que elaboré mis propios cánones de validez para sobrellevar con ánimo el día a día.

A menudo, nos esforzamos por hallar maneras que nos permitan gozar de una existencia plena. Pero van pasando los años, las responsabilidades aparecen y los sueños se esfuman. Y un día adviertes que la vida se escapa y debes agarrarla sin reparo para que las cosas sigan; firmas un compromiso contigo misma para amarla por encima de cualquier obstáculo. Y en esa tesitura me encontraba.

El cáncer me había otorgado la lucidez del perdedor. Una nitidez que hizo que estimara cada instante de la prórroga. No solo respiraba, sino que fabricaba emociones de nuevo y pilotaba con osadía el timón. Dicen que el primer paso hacia la sabiduría es morir antes de tiempo, y yo estaba totalmente de acuerdo con la sentencia.

El objetivo lo tenía claro, así que no podía faltarme un plan de acción. La planificación fue esencial porque me acercó al fin. Precisé mano dura para poner a trabajar los recursos disponibles. El deseo de vivir la vida con sentido proporcionó la direccionalidad. Obedecía a un estudiado plan alcanzarlo con éxito. Pero pese a lo que suceda siempre es posible vivir una existencia que impacte y nos transforme a nosotros y al mundo en el que vivimos.

Cinco fueron los puntales que entrené para que el resultado fuera una realidad:

Parar – Confiar – Pasión – Propósito – Contribución

Parar

Lo primero antes de nada es aflojar, aunque en mi caso me vino impuesto. Vivía a un ritmo frenético, estaba en todas partes, menos en lo que hacía en el momento presente. Así que no era de extrañar que la vida sucediera sin apenas enterarme. Pero esta es breve, ¿por qué malgastarla? Ni el prestigio, ni los asuntos que colapsaban antes la agenda eran los que me proporcionaban felicidad. Solo lo cotidiano del hoy, compartido con mis seres queridos, hace palpitar mi corazón convirtiendo esos instantes en únicos.

La cultura de la prisa me había convertido en una adicta a la rapidez. Nacemos ya etiquetados y se nos califica como personas competentes si vamos cuanto más rápido mejor, pero a mucha velocidad se pierde la conciencia de cómo estás viviendo. Ortega y Gasset decía: «Camina lento y no te apresures porque al único lugar a donde tienes que llegar es a ti mismo».

Desacelerar y hacer las cosas despacio no significa hacerlas peor, aunque yo no compartía esa opinión. Contemplar con distancia la vorágine me trajo la calma que necesitaba para modificar mi pensamiento. Aprendí a decir no para reconectarme con mis capacidades. Evité quedar atrapada en esa telaraña de carreras. Me desprendí de lo superfluo y me centré en lo que realmente importaba.

Tardé, pero comprendí que para ganar velocidad era imprescindible frenar y dirigir la atención en estar presente.

Pensar menos y sentir más porque el uso de la razón me alejaba de la autenticidad y del estado de paz interior al que accedía desde el silencio. Observar, escuchar, y percibir los ritmos pausados me revitalizaba.

Confiar

El segundo nivel fue aceptar lo que es, confiando y soltando resistencias. Por supuesto, no fue fácil, pero esa era la tarea. Si aflojaba las expectativas, los resultados llegarían después, cuando no esperase nada. Sin sentirme con derecho a una existencia sin contratiempos, tan solo arriesgando y creyendo en la vida.

Frecuentemente, malgasté mi energía queriendo ser aquello que ya no era. Me resistía a los cambios porque tenía la mirada puesta en el pasado. Pero la vida está llena de incertidumbres y muchas de ellas dependen de nuestra actitud. Quien anhele seguridad acabará siendo un infeliz, puesto que es una misión imposible.

Todos estamos expuestos a circunstancias incontrolables. Poseer el control es una ilusión. No hay proyecto que el destino no pueda deshacer. En cada esquina nos descoloca para que bajemos la arrogancia y peleemos con los imprevistos. Es una prueba constante para avanzar con esperanza, pero sin garantías.

Afrontarlo así multiplicará las opciones, aunque sin entusiasmo no habrá evolución, ni ganas de aprovechar las oportunidades que se nos brindan. Porque la vida también es eso: habilidad para convivir con el riesgo.

Aquí la *loca de la casa* fue decisiva. Ya que cuando pensé que podía salir adelante salí, pero si, por el contrario, dudé, fallé. Todo fue cuestión de involucrarme y distanciarme del desenlace porque la vida trae lo que necesitamos en cada momento. Y al final todo acabó encajando. Ella tiene curiosas formas de mostrarlo. Me daba lecciones anteponiendo lo que me convenía a lo que deseaba. Así que reservé buenas dosis de voluntad, porque la vida siempre está de nuestra parte.

Pasión

De nada sirve parar y confiar si la existencia discurre sin ninguna emoción. A pesar de las vicisitudes que atravesemos, la pasión ha de ser esa chispa que nos ilumine y permita que continuemos. Pese a lo empinada que esté la montaña, será el sentimiento que consiga elevarnos.

Vivir sin pasión no es vivir. No es algo idílico o apartado de la realidad, genera cambios profundos en lo que hacemos. Es la llama que enciende la mecha de los sueños. Recreas el instante, no anhelas finalizar la jornada, la meta del fin de semana o las vacaciones; tus ojos brillan y estás motivada.

Vivir apasionadamente alborotó mi visión del mundo y la coloreó de alegría. Puse alma en lo que hacía y vivía entregada, porque la pasión lleva donde nadie más puede llevarte. ¡No vivas a medias! Oblígate a sonreír, a estar agradecida. Es una fuerza tan poderosa que por ella soportarás cualquier adversidad. Puede que no haya un certero mañana, pero si existe pasión la vida vibrará.

Propósito

No todas las personas tenemos inquietud por conocer qué es aquello que da sentido a nuestra existencia. Incluso podemos vivir sin un propósito consciente y el sol seguirá saliendo cada mañana. No es indispensable, pero sí da una orientación. Probablemente, las experiencias vividas hacen plantearse algunas cuestiones con mayor intensidad.

No adivinar el motivo o encarar dudas desmotiva. A veces, aun teniendo el pleno (una casa, una familia, un trabajo...), experimentamos la sensación de que falta algo que le dé sentido. No obstante, siempre podemos averiguar esas razones trascendentales haciendo un ejercicio de introspección para encajar las piezas del puzle.

Vivimos en una crisis de identidad constante, y cuestionamos todo menos lo realmente importante, que lo dejamos para luego. El ***para qué*** puede ser abrumador, pero si esperamos al final de nuestros días para comprobar que ha valido la pena estar aquí, de poco habrá servido. Identificar el propósito será un buen aliciente para no perdernos en los vaivenes de la vida y saber a qué aferrarnos.

La búsqueda de la realización personal es una inquietud humana, pero solo aspiramos a más cuando las necesidades básicas están cubiertas. Ascendemos en la pirámide de Maslow según vamos colmando lo que necesitamos (fisiología, seguridad, afiliación y reconocimiento). Subimos a un escalón superior donde se halla nuestra autorrealización o razón de ser. Y a partir de ahí, desvelamos el sentido de la vida.

El cáncer me colocó en un extremo crucial: recapacitar sobre mi propia muerte. Eso fue lo que me inspiró a buscar un significado más profundo. Quizá no esté aquí para hacer algo especialmente relevante, pero tener un propósito hace la vida más bonita.

Contribución

Sin duda, una vida plena nunca estará completa si falta la implicación personal hacia los demás. Todos tenemos algo único que ofrecer. No es solo una obligación social plantearnos cómo podemos contribuir a un mundo mejor; es mucho más, se necesitan personas que se atrevan a mostrar su luz, a ser genuinos y conmover de forma positiva a otros. Se necesita un espíritu extraordinario que empuje a sembrar sin esperar a ver la cosecha. Solo el que planta árboles sabiendo que nunca se sentará a su sombra ha empezado a comprender el significado de la vida.

Cuando sobrevives a una enfermedad, no regresas de igual modo al proceder de antes, ya que enfrentas una honda catarsis tras pelear con los monstruos y las oscuridades que te frenaron. Pero despiertas triunfante de la metamorfosis, con el deseo de poder colaborar con tu granito porque tan solo somos la huella que dejamos.

En conclusión, una vez que logré parar mis pies y mi cabeza, confié en lo que el futuro me regalaba, viviendo con pasión el presente, ilusionada por un propósito que me guiaba y decidida a contribuir en hacer un mundo mejor... El horizonte se abría, prometedor.

No solo ha sido una responsabilidad, por supuesto, también un privilegio enorme compartir este bagaje, en vez de guardarlo para mí y no difundirlo; así como practicar la inteligencia emocional y la empatía rememorando los sentimientos del pasado. ¡Estaba en deuda! De una circunstancia de esta magnitud, sales reforzada y con la idea de ayudar a otras personas que estén en el mismo o parecido dilema para ahorrarles el partir de cero, ofreciendo la ***veteranía*** como caja de resonancia o ***modus operandi*** que clarifique su hoja de ruta.

La posibilidad de replicar un recorrido contrastado allana el camino y anima a la acción. La sabiduría de haberlo vivido, sentido o sufrido es una percepción subjetiva e individual. No es transferible, pero conecta a través de la vivencia. Ojalá lo interiorizado en piel ajena ahorre algún bache a quien se encuentre en una coyuntura parecida, y pueda integrarlos y formar así una red de apoyo entre iguales.

Tal vez copiar un método que ha pasado la criba y el tanteo estimule, porque va más allá de bautizarlo con un nombre. Se trata de establecer un canal de comunicación con información fiable donde converjan emociones afines. Va de poner en práctica aquello que memorizó otro ser y ahora tú demandas. Va de difundirlo sin preservar mi intimidad para aquello que pueda aportar.

19. Un antídoto llamado coraje

«No soy lo que me ha pasado, soy lo que decido ser».

C. G. Jung

¡Qué felicidad! Sentir de nuevo el aire acariciando mi cara. Sentir la respiración acelerada. Es una carrera contra mí misma. En el horizonte, una meta. Y afrontarla con el ánimo alto. Volver a calzarme las zapatillas había disparado mi adrenalina. Recuperaba sensaciones perdidas que me activaban poco a poco. Sentía el subidón de trotar en la naturaleza. Percibía que podía y recobraba la fuerza mental. Aprendí a esperar sin anticiparme, a ordenar pensamientos, a equilibrarme, a demostrar que era más capaz de lo que imaginaba. Descubría, en fin, mis límites y, cautivada, superaba retos.

La pasión derribaba todo, y yo, con pasión renovada no sentía miedo a no coronar. En juego había mucho más, la libertad. Continuaba enganchada a esa energía latente tras el esfuerzo. Regresaba para ser independiente. Sentía escalofríos de emoción. Atrás quedaba ya la fragilidad.

Correr siempre es gratificante, sobre todo cuando excedes tus expectativas. Olvidas las penas mientras las zancadas se suceden. En el aire, una motivación personal.

Había sido una buena carrera considerando que no creía tener posibilidades de ganar y gané. Sin público, sin laureles, solo por el afán de progresar. Era una corredora con un objetivo claro.

Su pregunta me dejó desconcertada. ¿Cómo que cuánto tiempo hacía que no corría? Raquel, mi fisioterapeuta, conocía perfectamente mi cuadro médico desde el principio. Sabía que hacía poco que había abandonado el uso del bastón que me ayudaba a caminar. Y aunque ya no me brindara su apoyo, aún no se había hecho efectiva la mejoría. Varios días a la semana acudía a mi cita con ella para la rehabilitación. Y, no obstante, ¿me hacía esa pregunta?

En un principio no lo entendí. Ni siquiera reflexioné acerca de ello; pero después sí. Se trataba de la brecha por donde debía entrar la luz.

Una profunda nostalgia me embargó; evocar el pasado me devolvía imágenes muy distintas a las presentes. Habían transcurrido casi dos años desde que empezara mi nueva vida, pero algunas de mis pasiones se habían esfumado. No había podido retomarlas aún y las echaba tanto de menos.

La pierna izquierda seguía fallando. Algunos días, las articulaciones de la cadera y de la rodilla no respondían. Los tendones flexores de los dedos del pie permanecían recogidos y esa deformidad modificaba la curvatura del pie, lo que dificultaba la pisada. Decían que eran daños colaterales presumiblemente causados por la toxicidad acumulada. Pero los efectos secundarios se resistían a desaparecer.

¡Estaba para correr!

Si bien es cierto que unos meses antes no se me hubiese pasado por la cabeza correr, bastante si lograba salir de la cama sin ayuda, estar expuesta a esas circunstancias indeseadas me hacía plantearme qué era lo que podía hacer para restablecer de nuevo el equilibrio, sin fijarme en lo que tenía ***roto***, sino en lo que aún funcionaba.

Salí de la sesión de fisioterapia. No me quitaba de la cabeza ese profundo sentimiento de tristeza que acompañó mi respuesta, la desesperanza que provocó. Comprendía la reacción de hacía unos minutos, pero el melodrama no. Me había recreado en el papel de una víctima que no era. ¿Correr?, ¿cómo? Pobrecita de mí, si no podía. ¿Acaso no disponía de dos hermosas piernas? Entonces, ¿qué me lo impedía?

No me identificaba en absoluto con ese rol de damnificada, pero fue el detonante para activar la mecha del empoderamiento. Ese sentimiento mágico que inoculó el antídoto.

Decidí encaminar mis pasos hacia un parque cercano donde años atrás me estrenaba como corredora. Por la tarde solía estar muy concurrido de deportistas haciendo sus rutinas. Sin embargo, las mañanas eran tranquilas. Seguro que no habría demasiado público a esas horas. Esa certeza me empujó aún más. En el trayecto hasta allí, una idea me llenaba de optimismo: probar, tenía que probar.

¿Qué era lo peor que podía pasar? Era disciplinada, hacía lo imposible para favorecer mi recuperación y no pretendía ser irresponsable, pero aparte de reducir el riesgo de lesión y minimizar el daño muscular en el entrenamiento, poco más podía hacer. Gozaba de dos intrépidas piernas y unas ganas locas de llevarlo a cabo. Además, si se daba mal, siempre podía aliviarlo con unas sesiones extra de masajes terapéuticos. Era evidente que con la duda no me iba a quedar. Una máxima ensayaba para afianzar el triunfo: mimar mi mente para que el cuerpo acompañara.

Me desabroché el abrigo y lo apoyé en un banco junto con la mochila que colgaba a mi espalda. Ambas pertenencias quedaron custodiadas por decenas de ocas y patos expectantes de mis intenciones. Correría una distancia razonable para mi condición física actual. De banco a banco unos cien metros. Y sí lo lograba, aunque fuese con el pie arrastras, al día siguiente, lo enfrentaba en serio, con la indumentaria y el recorrido adecuado.

La pesadumbre del *no puedo* había mutado en excitación ante la futura conquista de la prueba autoimpuesta. El coraje me invitaba a la acción. Por supuesto, la técnica de carrera no era la más ortodoxa, pero eso no me preocupaba, solo pretendía hacerlo. Y la mejor estrategia que conocía era cumpliendo lo que me había propuesto.

Empeñada contra todo pronóstico, casi cualquier resultado me hubiese servido. El veneno estaba dentro. Mi público, ocas y patos, fueron testigos de la hazaña. Conocía que muchas veces detrás de algunos corredores se intuye de trasfondo una historia de superación personal, y yo estaba escribiendo la mía. Mi potencial aún no estaba delimitado.

Llamé a mi marido desde el parque. Necesitaba contarle el gran avance, estaba pletórica y quería compartirlo con él. Se rio y me felicitó. Ya no le sorprendía casi nada de mí, pero, como siempre, me animó a continuar abriendo mis alas.

A la mañana siguiente amanecí exultante. Afrontaba con excitación una importante demostración: superarme. Ansiosa, empecé con los prolegómenos. Tenía mis propios rituales a la hora de vestirme, pero en esta ocasión abrevié al no contar con muchas opciones. Los veinte kilos de menos pusieron las cosas fáciles. Elegí la única opción sensata. La malla y la camiseta más pequeñas del cajón. La talla XS del pantalón me quedaba tan grande que incluso con el cordón anudado se caía.

No me desanimé cuando me vi ante el espejo disfrazada, embutida en aquellas holgadas prendas. Lo solventé ciñéndome al máximo un cinturón. No podía flaquear. Demasiadas ilusiones creadas como para desfallecer ante el primer obstáculo que se presentaba. Me puse el cortaviento y seleccioné en el iPod la lista de reproducción menos cañera. Até como siempre, doble lazada en las zapatillas y salí a la calle con ese halo de *runner* trasnochada.

Llegué andando hasta mi ruta de entreno preferida: ***volvía a casa***. El cielo estaba despejado y una temperatura suave con una brisa leve agitaba la hierba a ambos lados del camino. Embelesada, contemplaba el idílico marco y me recreaba en su paisaje consciente de que no sería una carrera de kilómetros ni de tiempos. Lo que sí era seguro es que sería el trote cochinero más anhelado de mi vida.

Inicié la marcha con una ligera caminata aderezada de voluntad y determinación por restablecer el bienestar. Apagar mi mente fue un oportuno recurso para vencer la adversidad; aproveché y envié otras señales para engañar a mis dolencias.

Aún puedo notar moverse la tierra bajo mis pies, sin necesidad de atender a la velocidad o a la duración del recorrido. Escucho los latidos del corazón bombeando. Rememoro el calor en las extremidades por la aceleración de las piernas, el sudor en la piel, el impacto de cada zancada contra el suelo. ¡Cuánto deseaba este momento! Por fin, todo empezaba a rodar.

Mi sistema de recompensa me hacía sentir emocionada. Valoraba lo conseguido. La semilla de la confianza comenzaba a crecer con el tanteo. Lo importante no había sido sumar kilómetros, sino colonizar de nuevo el terreno.

No existen más barreras que aquellas que nosotros mismos toleramos. La vida es más sencilla de lo que solemos pensar. Sufrí la melancolía del ayer porqué me olvidé del hoy, porque me olvidé de constatar que la felicidad está en abrazar el presente. Pero con sacrificio, y pese a la discapacidad motora, mi anatomía se obstinó en progresar, e incluso en el supuesto de que no hubiese sido factible, gozaba de suficientes capacidades para sentirme bendecida.

En reiteradas ocasiones, no fue mi cuerpo el obstáculo, al no responder, sino la mente que lo paralizaba con falsas creencias. Debía trascender esa deficiencia funcional que se manifestaba a diario, abstraerme de determinados pensamientos, forzar un poco más; solo era miedo al fracaso, al fiasco de no soportar la presión o vergüenza por demostrar debilidad. Eran inercias viciadas que tuve que alejar para llegar al propósito.

Desviar el enfoque de frustración en las situaciones hostiles siempre es la mejor apuesta. No todo es blanco o negro, existe una amplia gama de colores entre ellos. Quizá no sea como lo vivido con anterioridad, pero se trata de sortear baches y adaptarlos a la nueva realidad. Si lo consigues, la autoestima te lanzará al infinito, porque no hay fuerza más poderosa que creer en uno mismo.

Horas antes hubiera sido impensable esta perspectiva interiorizada. Eso hizo que reflexionara sobre los boicots a los que continuamente nos sometemos y que distancian desafíos que, en realidad, son asumibles. Por supuesto no es cuestión de verlo en términos épicos, pero sí luchar hasta el último aliento por alcanzar lo posible con premisas claras y una postura firme y entusiasta.

Circunstancias como esta te enseñan a adiestrar la valentía. Ser valiente es una virtud que precisa de la práctica de destrezas. Eternamente se ha teorizado sobre ella, pero la mayoría de las veces, el auténtico valor no se demuestra frente a terribles gigantes, sino ante pequeños reveses. Aprender a capearlos compensa y enriquece nuestra existencia.

Todos tenemos ejemplos alrededor que nos inspiran para llegar más lejos. Alguien que con su actitud o forma de estar en la vida hace mejor la de los demás. ***Ipso facto*** visualicé en mi mente quién era para mí la persona que reunía esas cualidades de casta, amor propio y arrojo. Sin ninguna duda, Fernando, mi cuñado. Muchos años han pasado desde que sufrió ese accidente de tráfico que lo dejó sentado en la silla de ruedas con 19 años. Desde entonces comenzó a ***volar*** y no ha dejado de hacerlo. Su espíritu valiente le hizo sacar pecho. Realmente, no le hace falta caminar para ser extraordinario y llevar a término las más increíbles gestas. No concibo hablar de coraje sin pensar en él.

Por supuesto, habrá más de una traba, y dar con la medida perfecta será en algunas ocasiones todo un suplicio. Pero si podemos avanzar, un centímetro, un paso o un día, siempre quedará la posibilidad de llegar más allá. Eso es lo que debe prevalecer, el aplomo para traspasar la frontera de nuestras limitaciones. Desenmascara las amenazas y atrévete a intentarlo. Ya no cabe renunciar a lo que deseas. Apuesta fuerte, ha llegado el momento de aceptar el compromiso. Sal de la zona de confort y experimenta con lo incierto. La vulnerabilidad fortalecerá tu resiliencia. No pares de retarte. Confía, arriesga y vencerás.

A veces es solo cuestión de tiempo. ¿Conoces el cultivo del bambú?

Algo muy interesante que sucede con el bambú japonés nos enseña una importante lección. Cuando un cultivador planta una semilla de este árbol, el bambú no crece inmediatamente por más que se riegue y se abone regularmente.

De hecho, el bambú japonés no sale a la superficie durante los primeros siete años. Alguien inexperto pensaría que la semilla es infértil, pero sorprendentemente, después de transcurridos estos siete años, el bambú crece más de treinta metros en solamente seis semanas.

¿Cuánto podríamos decir que tardó realmente en crecer el bambú? ¿Seis semanas? ¿O siete años y seis semanas? Sería más correcto decir que tardó siete años y seis semanas.

¿Por qué? Porque durante los primeros siete años el bambú se dedica a desarrollar y fortalecer las raíces, las cuales van a ser las responsables que después de estos siete años puedan crecer tanto en solamente seis semanas. Además, si en esos primeros siete años dejamos de regarlo o cuidarlo, el bambú muere.

El bambú japonés nos enseña que no debemos desfallecer en la adversidad porque la vida es una carrera de fondo. No nos apresuremos, ni nos pongamos ansiosos, si no logramos inmediatamente un objetivo. La vida tiene sus propios tiempos, aunque nunca coinciden con los nuestros; igual le pasa al bambú, que no crecerá antes por mucho que lo reguemos y lo abonemos.

Paciencia, perseverancia y pequeñas acciones diarias terminarán dando sus frutos y recogerás la recompensa esperada.

1. Haz como el bambú, que siempre crece hacia el sol, céntrate en tu objetivo y no te desenfoques.
2. No descuides la semilla por insignificante que parezca. Ponle pasión.
3. Desarrolla la paciencia como valor.
4. Crea un sistema de raíces fuertes.
5. No abandones tus sueños vive por ellos.

Recuerda: si no consigues lo que aspiras, no desesperes..., quizá solo estés echando raíces.

20. La voz de mis alas

El ser humano es una casa de huéspedes.
Cada mañana un nuevo recién llegado.
Una alegría, una tristeza, una maldad.
Cierta conciencia momentánea llega
como un visitante inesperado.
¡Dales la bienvenida y recíbelos a todos!
Incluso si fueran una muchedumbre de lamentos,
que vacían tu casa con violencia
Aun así, trata a cada huésped con honor;
puede estar creándote el espacio
para un nuevo deleite.
Al pensamiento oscuro, a la vergüenza, a la malicia,
recíbelos en la puerta riendo
e invítalos a entrar.
Sé agradecido con quien quiera que venga,
porque cada uno ha sido enviado
como un guía del más allá.

Rumi

Durante esos años que el recién llegado me visitó, traté de no sucumbir a las penas. Y aunque el azar juega con cartas marcadas, sobreviví a la desdicha y a los momentos convulsos. Entrené el autocontrol y la disciplina. Puedo reconocer echando la vista atrás que el dolor no siempre acarrea más sufrimiento, a veces también regala una nueva vida.

Mi piedra filosofal para el cambio fue espabilar la conciencia. Y el hecho preliminar para encarrilar la angustia fue darme cuenta de lo que estaba sucediendo y aceptarlo. El dolor era inevitable, pero el sufrimiento era opcional. No podía huir de él, pero sí elegir cómo me afectaba, porque estar viva significaba eso, estar expuesta. Una realidad manifiesta que yo no tenía presente cuando llegó la enfermedad. Sufrí porque creí que se habían truncado mis planes y simplemente era la vida enseñándome a vivir de una forma más lúcida. Sus cicatrices no habían sido estériles, podía utilizar la ***emboscada*** para victimizarme o usar la adversidad para encontrar mi fuerza. A partir de ese instante, la dificultad se convirtió en la forma natural de conducir mi vida con humildad.

El cáncer fue uno de esos huéspedes que entró súbitamente, pero, aunque desvalijó y casi arruina mi casa, dejó espacio para nuevos ***deleites***. A lo largo de bastante tiempo generó recelo en mí, pero más adelante abrió un mundo de posibilidades. No elegí lo que sucedió, pero tampoco podía quedar enredada en cambiar lo imposible. Tan solo soltar lo que estaba fuera de mi dominio y confiar. Muchas de las revelaciones más significativas llegaron tras la aceptación del sufrimiento; energías transformadoras que me dieron valor para no hundirme y sobreponerme.

Al principio resultó infructuoso dejar de lado quién había sido hasta entonces. No reparé en mi capacidad hasta que la puse a prueba. El sentido común me insistía para que desviase los padecimientos, pero estos me sorprendieron. Alcancé con ellos la madurez que prepara para comprender las calamidades. Quizá mi controvertido visitante empujó para que abordara el porvenir sin miedo.

Por supuesto, cada uno lo vive conforme a sus códigos, pero el cáncer es arrollador y transforma, aunque no quieras. Tras eternas peleas con la desazón, después de arrebatar tiempo a la muerte, estaba lista para escribir un nuevo capítulo de la historia. Él fue la voz de mis alas y escondido bajo sus garras traía un mensaje: no llegues tarde a tu vida.

Esperaba que la vida volviera. No era volver a la normalidad, sino más bien saber qué era a partir de entonces lo normal. No obstante, fue un próspero periodo para crecer haciendo una lectura inversa del dolor. Era mirar al futuro con esperanza, recuperar la armonía sin que el cáncer fuese el foco de atención.

Fui una privilegiada, tenía la ocasión de vivir excediendo mis límites, ahuyentando pensamientos fútiles o cualquier otra cosa que me frenase. Hice una limpieza minuciosa para revisar lo que estaba dentro, saqué lo viejo e hice hueco para lo nuevo que entraba. Con ello liberaba un potencial que me proporcionaría una versión más ajustada de mí.

Me tomó tiempo reconocer el nacimiento desde la destrucción. Tuve que ser amable y paciente conmigo para cerrar las heridas; insistir y perseverar; buscar en cada día una motivación por pequeña que fuese. A veces, la rendición estuvo a un paso, pero siempre ganó la valentía. No me confundí: confié y salió. La gran revolución interior llega con frecuencia cuando estás al borde del precipicio.

El cáncer me situó en una senda donde hacer mi propio recorrido: el de la fortaleza, pero a través de la introspección. Debía asumir la aventura de desplegar mis alas para convertirme en otra persona. Lo trágico, una vez más, se mostraba como desencadenante para construirme. Fue una aventura que me irguió por encima de los condicionamientos físicos, fue un canto a la esperanza.

Sin embargo, entre los dos manteníamos un diálogo endemoniado. Una lucha por la supremacía, mientras su voz susurraba en mi oído: «¡Emprende el camino!». Me revolvía incómoda ante sus caprichos. Jugaba con mis anhelos y dudaba de sus intenciones, aunque incansable rogaba surcar los cielos.

Si me despistaba, presto señalaba el norte; intimidaba mi fragilidad, retaba a mi intelecto sin descanso. No podía escurrirme, lo tenía apoltronado en mi trastienda. Sus advertencias rompían mis rutinas con un ruido tremendo, para que reflexionara. A la perfección conocía su cometido, ¡me tenía exhausta!

Intransigente, gritaba que saliera de mi sordera, pero no era de fiar mi amigo de doble cara. A veces, tras sus llamadas de atención, recapacitaba, lo que impedía que colapsara. Pero su celo me intrigaba: ¿cómo podía una sombra tan alargada provocar reacciones tan controvertidas en unos casos y tan útiles y hasta provechosas en otros?

Probablemente, sin su aparición mi vida siguiera igual de trepidante. Se hubiera malogrado la oportunidad de topar con el tesoro por sorpresa, de renunciar a saber dónde se escondía la esencia de lo esencial, donde un sinfín de incógnitas hallaron certezas y el mero acto de respirar parecía un regalo. Moraba desmemoriada entre lo superfluo y lo insustancial, sin estimar el riesgo de perder lo que de verdad amaba. Pero su cariz devastador me instruyó para que no lo olvidase nunca. Jamás de los jamases.

Comencé a entender la idea de lo que los estoicos llaman «amor fati» o «amor al destino», que enseña a ver los hechos acontecidos como imprescindibles para avanzar. La vida, por mucho que duela, es frágil y no la podemos dirigir. Era absurdo que librase batallas de resistencia contra ella; la realidad era como era. Por eso debía encontrar el equilibrio, no solo lamentarme, averiguar otro modo de convertir la situación en algo memorable.

No tuve maestro más duro antes, aunque tal vez si hubiese sido más permisivo y flexible no hubiera evolucionado tanto. Él siempre reclamaba de mí lo máximo que le pudiera dar. Se afanaba para que sacara mi potencial; gracias a eso crecí como persona y su exigencia me obligó a esforzarme, a ser una alumna comprometida con la formación, a responder a los retos que planteaba, a retroalimentarme de perseverancia y tesón.

No trataba de ser temeraria, pero tampoco conformista. Hubo renuncias obligadas, aunque, si me lo proponía, todo era posible. Sopesaba lo que aún conservaba frente a lo perdido. Al principio, el balance distorsionaba la cuenta, pero comprometerme me hizo considerar quién era y hasta dónde quería volar.

Pasé de ser una consumidora de vida a ser una disfrutona entregada a la causa. Mi agenda se remodeló sin reservas. La afección me había adiestrado para latir con franqueza, para celebrar el más insignificante progreso frente a la enfermedad. Comprendí que no hacía falta subir la escalera completa, que para empezar me bastaba con subir el primer escalón.

Al principio silencié la inquietud que me generaba tomar las riendas. El estancamiento atrapa y consume energía. Temía fallar. Sin embargo, ese *grillo* con sombrero de copa y paraguas me sopló cómo vivir hacia dentro, llenándome de vitalidad. Desarrollé hábitos encaminados al éxito, invertí ilusión en planear y diseñar la vida que quería vivir. Pero la visualización sin ejecución no valía de nada, así que pasé a la acción enfocándome en convertirla de verdad.

Era consciente de la gran suerte que siempre me acompañaba. Nada había sucedido por casualidad, todo seguía un orden marcado, una ley universal de causa y efecto. Muchas veces, los motivos no se mostraron claros, aunque la vida, llegado el momento, los esclarecía. Destapaba sus intenciones respondiendo a aquello que permanecía sin explicación.

Revisar mi historia me inspiraba. Me inspiraba reflexionar; responsabilizarme y modificar lo que ya sobraba. Era un reajuste que me compensaba y me llenaba de paz, que me hacía sentir mayor seguridad en mi interior. Nada más poderoso que creer en las capacidades. La dedicación absoluta a un fin más grande que nosotros mismos es capaz de vencer lo invencible.

Realicé un viaje con el que, al igual que el del héroe de los relatos épicos, conseguía la plenitud venciendo los avatares; un trayecto en el que sumé experiencia, sabiduría y sentimiento de superación. Desconocía el final, pero no me importaba.

Gané un pensamiento firme frente a los temores; además, la vida cobraba fuerza a medida que la recorría.

Llegamos al mundo con alas y llenos de ilusiones, pero mantenerlas abiertas es complicado. Según vamos cumpliendo etapas, vamos perdiendo plumas. En cada decepción, en cada golpe o traición abandonamos ese aliento de inocencia. Coronar cimas requiere coraje y a menudo desprenderse también de parte del equipaje.

Vivir es volar, pero recuperando la perspectiva con la que observábamos cuando éramos niños. Es arriesgar y dejar la tierra firme para guiar la mirada desde una mayor altura. La voz de mis alas trajo esa coherencia para ser y estar aquí. Por fin, todo encajaba con facilidad. Era tiempo de comenzar con el aleteo, de renacer con salud y entendimiento, de echarse a volar con el viento.

No olvidaba la meta, pero disfrutaba del recorrido. Los progresos me engrandecían, no los resultados. La gran recompensa fue la aventura que viví para sobrevivir, no el destino. Era lo que había logrado y lo que agradecía a cada instante. Desde luego, esta nunca fue una odisea a ninguna parte porque, al fin, llegué a mi destino. Llegué a mí.

Caí, tomé decisiones y perseveré. En la esperanza encontré mi alegría y en la Providencia la luz. Realicé una travesía apasionante en la que el cáncer me obligó a cruzar la frontera entre lo ordinario y lo extraordinario; en la que me obligó a jugármela a todo o nada por alcanzar la felicidad.

A lo lejos de nuevo se oyó su voz: «Perteneces al cielo, ¡vuela!».

21. Levando anclas

«Hoy es siempre todavía».

Antonio Machado

Mirar al cielo me infunde paz, hay coherencia en mi vida.

Parece que fue ayer cuando todo comenzaba. Pero ha sido como si un interminable cargamento de siglos me arrollase. El cáncer desató ese deseo por comunicarme; fue el culpable de dar a esa moviola. Desde entonces emprendí un recorrido en el que sometí a feroz adiestramiento a mi mente. Hoy, gracias a Dios, la vida discurre a otro ritmo.

Dicen que detrás de cada persona hay una historia que contar, y yo atesoraba ese hecho trasgresor que impulsaba a hacerlo. Ese ***leitmotiv*** clamaba en mi interior. Faltaba poner esa chispa de magia para cautivar y perdurar con honestidad y eso solo lo conseguiría ofreciéndolo con autenticidad, sin falsas poses, porque ante la muerte cualquier artificio se desvanece. Nada perdía; ya ni especulaba sobre lo que de verdad importa. Era consciente de que la vida había reorientado y había estabilizado mi presente.

No existía más argumento que tener algo que relatar, y el bache que atravesaba aportaba lo demás. Ese 20 de agosto de 2019 inicié, además de los tratamientos para combatir el cáncer, la misión personal más importante: tratar de explicar a mis niñas a qué se reduce la vida cuando llega el final. Comunicarles, palabra a palabra, cómo vivir con pasión, que aprendieran no solo a saciar su ego, sino también a llenar su corazón. Así que le di el pistoletazo de salida al boli. Ya más tarde, en Palencia, le tocaría el relevo a la tecla.

En mi pensamiento, un propósito claro: colarme en sus latidos desde el amor por la vida. Ellas reinaban en mi universo y a ellas legaba tal patrimonio si no lo conseguía. Día tras día expresé por escrito en un puñado de hojas lo que por su edad no osaba confesarles. Hallé valor para remediarlo. Desde un espacio teñido de nostalgia, relataba lo mucho que me atormentaban esas noches vacías sin ellas. Escribirlo permitía que brotaran mis emociones. Hacía hincapié para que fluyeran y me acomodaran en un nuevo estatus para regresar al mundo ordinario.

Estuve más de dos años inmersa en un proceso creativo que sacara fantasmas a la luz, rumiando ideas, garabateando miedos y puliendo con desgarro sentimientos, pero, pese a todo, fue un bálsamo. Encontré en la escritura un oasis en el que refugiarme cuando el cáncer me volteaba. Ahora que se acerca la despedida, una sensación agridulce me invade. Poner punto final a una criatura que se gestó y creció conmigo me causa un cosquilleo extraño, una mezcla de satisfacción, orgullo y responsabilidad, decir adiós a algo tan mío.

Mi empeño fue narrar desde lo más hondo, distanciándome de cantos de sirena y tocando la fibra. No podía fallar despertando recelo por faltar esa conexión emocional que decanta la balanza. Siempre que pude me sometí con disciplina, aunque nunca se dio más rutina que la que consentía el alivio de los fármacos, regalando vaivenes de capítulos al insomnio.

Más tarde se sucedieron parones obligados por las hospitalizaciones. Meses de inactividad literaria para restablecer esos buenos hábitos de vuelta a Palencia. Una vez allí, aun cuando pasé semanas en la cama a medida que los periodos de estar postrada disminuían, recuperaba parcelas de mi vida. Estrechaba lazos con mis seres queridos compartiendo juntos tantos asuntos pendientes.

A diario me componía como si de una ocasión especial se tratara. ¡Y así era! Un nuevo día para estar agradecida por abrir los ojos. Mantenía mis horas de trabajo bien diferenciadas del tiempo familiar para preservar el clima de normalidad y dividir la jornada. Era la manera más elocuente de decirle a mi organismo que había llegado el momento de cambiar de tercio. Y así recopilaba, ordenaba o trascribía cuadernos al ordenador. Era un ***modus operandi*** que me resultaba adictivo.

Las manecillas del reloj corrían caprichosas sin avisar: entretenida ante el ordenador no percibía que las horas volaban. El pelo recogido en un moño, ropa preferiblemente cómoda para estar allí sentada y los labios maquillados en tonos intensos (el color me regalaba buena cara al instante). Por último, unas gotas de alguna fragancia floral en el cuello para conectar con mis recuerdos. Eran gestos sencillos tras los cuales se velaban decenas de anhelos.

No solo era una cuestión de belleza, había mucho más detrás. Sacar humor para arreglarme contribuía a que el ánimo no decayera. Dejaba de lado la pereza para dibujar la mejor de las presencias. El cuidado personal decía mucho de mis emociones, además de alterar de forma muy positiva la bioquímica de mi cerebro.

Era un comienzo poder transformar la dirección de las costumbres cotidianas, un esfuerzo extra para hacer frente a la vida. Verme favorecida subía mi autoestima y reforzaba la confianza de poder superarlo al final. Además, siempre era reconfortante mirar al espejo y que este te devolviese una imagen agradable de ti.

Ser presumida era herencia de mi abuela paterna, pero lo de disciplinada y metódica venía de serie. En determinados momentos, estas pinceladas de mi personalidad resultaron muy útiles. Sin embargo, aprendí a respetar que otras fueran hasta donde las llevase el viento. Actúo de este modo organizado o concienzudo porque revierte directamente en mi sensación de orden mental. Me da armonía, así que cuando escribía también reproducía al milímetro mi remanso de paz.

Desplegaba alrededor toda una liturgia. Me divertía cuando levantaba los ojos del papel contemplar la misma disposición que la memorizada en mi esquema mental. El jarrón de mimosas con eucalipto sobre la mesa. A la derecha, la botellita de cristal y su vaso en azul cobalto labrado, el móvil en su soporte dándole sombra. Y a un palmo alineados el lápiz bicolor de Faber-Castell y la Montblanc regalo de mi padre (solo escribía con ella). A la izquierda de la pantalla del ordenador, apilados cronológicamente, los cuadernos de notas y la agenda de piel granate.

Analizar ideas y dejar volar los dedos me ayudaba a tomar conciencia de lo que estaba sucediendo. Esos instantes sanaban las grietas. Me arriesgaba a ser visible narrando sin filtros. Declaraba en voz alta mis intenciones de recomponerme una vez que venciera los reveses.

Al relatar una parte tan íntima de mí, entraba en contacto con mis fortalezas y mis debilidades. Lo asimilaba y me afianzaba, diluyendo el dolor y conformando lo que soy. Transcribía letras al sufrimiento dándole significado y argumento. Nacían sentimientos que otorgaban mayor amplitud a los hechos y disminuían la ansiedad.

Revivir una y otra vez las frases del manuscrito saldaba mi cuenta y me redimía con la curación. Ese ejercicio de confrontación era tremendamente positivo. Ser sincera obligaba a revisar los episodios poniéndolos en perspectiva, a confesar lo que realmente valoraba o lo que debía enmendar. Me mostraba una panorámica urgente antes de emprender viaje a la felicidad.

Al final, ser feliz no implica hacer o conseguir más, sino librarse de cadenas invisibles. Aquellas que me impedían ser yo en perfecto equilibrio. Pero en ocasiones la falta de fe en nosotros mismos hace que caigamos en el desaliento y obviemos que tenemos suficientes recursos para dirigir el timón de nuestro barco.

Vivencias de esta índole o similares desarrollan poderosas armas. Te nutres de otra savia distinta sin precisar de tanto estímulo externo porque tu crecimiento interior cobra ahora una dimensión desconocida. Agradeces vivir con sencillez. Las trivialidades dejan de existir y sobran motivos para reír y encontrarte contigo sin aderezo. El despertar ya no es un hecho, sino un milagro.

El diagnóstico de mi enfermedad fue un toque de atención, una advertencia para recordarme que el tiempo es limitado y la muerte una realidad latente que coloca todo en su justo lugar. De aquí solo me llevaré el amor que dedique a las personas a las que quiero.

Llegados hasta aquí no puedo fingir que cuando me di de bruces con este trance y el cáncer asediaba sin descanso mi cuerpo, no tuviera miedo. Pero el rescoldo que hoy pervive es de gratitud, por lo que me ha permitido rectificar esta experiencia, estar satisfecha al mirar a la vida y a la muerte de cara y entender un poco más el misterio que acompaña a la humanidad de no saber vivir en plenitud. Espero que estas cicatrices que me recorren sirvan para recordar cada mañana quién soy, qué busco y hacia dónde me dirijo.

Después de estos años de malabares con la vida, suelto los lastres que me ataban. Retomo asuntos que suscitan entusiasmo de nuevo para regresar donde los anhelos quedaron postergados. Parto hacia ***puede ser*** de la mano de dos fieles compinches el vértigo y la ilusión.

Es justo devolver algo a cambio de tanto recibido, respetar que vivir es más que existir, procrastinar todo, y más aún con lo superfluo, y conceder prioridad a lo que la tiene. Ya no quiero arrepentirme de lo que no hice, de las veces que no me arriesgué o de los sueños que no perseguí. No quiero lamentar los ***ojalá hubiera*** por no haber vivido de verdad.

Llegar hasta aquí ha sido una aventura jamás figurada, pero bien ha merecido la pena. Físicamente quedan ascensos y algún que otro reto por conquistar, pero mientras llegan, seguiré haciendo camino sin demora, recreándome en esta ***vida lenta*** sin apremiar, ni acelerar, y tratándome con suavidad al conectar con mis flaquezas.

Al final, escribir ha sido terapéutico y ha neutralizado los efectos nocivos del pasado. Me ha permitido capturar, perpetuar y alargar la memoria para vencer al olvido, e inmortalizar una crónica que empezaba en el país de la incertidumbre y acaba en el mundo de la esperanza.

En la inmensidad perdí miedos y solté amarres. Es hora de contemplar las estrellas, de cumplir lo pactado yendo mar adentro, quitando frenos; de virar el rumbo para dirigirme al propósito verdadero. La voluntad abrirá caminos y lo que en principio intuía inalcanzable se convirtió en mi gran proyecto de empoderamiento; una forma de vivir que me atrapó para siempre.

Los sonares calibraban coordenadas; debía zarpar. En el aire, tan solo un deseo: que el viaje fuese largo, como decía el poeta. No importaba que en el pasado mi embarcación fuera sacudida por vientos enemigos que la azotaron. Ya abandoné esos caladeros.

La tripulación en sus puestos, las redes cosidas... Todo a punto. Eran las 11. Las predicciones auguraban un buen día, pese a que la climatología, como la vida, es impredecible. Desconocía sus antojos, aunque con la nave idónea y una ruta clara, la travesía podía comenzar. No estaré libre de más tempestades, pero, al fin y al cabo, eso es avanzar.

No estaba hecha para esperar y resguardarme en puertos conocidos, sino para vivir con audacia, para faenar y sumergirme en el océano porque la emoción acontece fuera de la zona de seguridad. Arriesgué para saber si era digna de la recompensa, para saber si mi barco estaba en condiciones de cumplir la misión para la que fue creado: surcar las profundidades y adentrarme en un proyecto de vida más allá de la orilla.

Soy crédula y confío. Se nos entrega exactamente lo que necesitamos para ser felices. Así que aproveché aquello que me hacía única y perseguí lo que ansiaba. Pasé a la acción ya sin anclajes; navegué sin carga, con más libertad. Deserté de la superficie y arribé a la esencia. Me sentí imparable, sin limitaciones, aunque abrazando la incertidumbre. Estaba lista para fundar otras tierras que dieran sentido a mi existencia.

Así, enredada en párrafos que huían de ritmos o cadencias, logré reunir mis pedazos. Y una historia que empezó con una gran tempestad expiraba con vientos favorables en aguas mansas. Posiblemente, el futuro me depare otras exigencias, pero lo que sí es seguro es que no encallaré en fondos cenagosos sin pelear.

¡Leven anclas!

Cierra los ojos. Por unos instantes imagina estar en la piel de una persona a la que acaban de comunicar una noticia desoladora. Padece una enfermedad grave, por ejemplo, cáncer. De repente, sientes cómo todo tu cuerpo se tensa nervioso ante la revelación. Oyes, pero no escuchas. Escuchas, pero no crees. El corazón te late rápido y un nudo en el estómago te secciona en dos.

Al mismo tiempo, unas ganas locas de vivir te desbordan. Sientes la necesidad de hacer algo por los demás y aprovechar al máximo lo que te quede de vida terrenal.
Una sacudida brusca te estremece de arriba abajo. Es el atronador impulso por llamar a tu familia y a tus amigos para declararles que son lo más importante y que los quieres.

Ahora sabes lo que se siente cuando recibes un impacto de alta densidad. Así lo viví y así lo recuerdo. Pero segundos después, la ensoñación se esfuma y vuelvo a la realidad. Sonrío. Comprendo que ya no es necesario revivir el torbellino de emociones de nadie. La enfermedad me derribó, pero me levanté y encontré lo que hacía que mi alma se sintiera viva.

Gracias al cáncer tuve la oportunidad de crear nuevos escenarios y espantar la sentencia de muerte. Lejos de la narrativa, conocí una segunda vida en el mundo de las pequeñas cosas. Descubrí que podía haber otra forma de vivir...

Agradecimientos

A Raúl, mi marido, que inspira y alegra mis días y a mis hijas, María y Marta por ser mi principal motivación y recordarme cada instante que en esta vida no viajo sola. ¡Os quiero!

A Rafa que partió tan pronto de este mundo para cuidarnos desde el otro. Su ejemplo valiente vivirá en mí hasta el final. «Va por ti querido Rafa, nos vemos en el cielo».

A Ana, Sergio y Dani por enseñarme tanto. Sin arrebatos, sin estrépito, desde el silencio.

A mis padres, Miguel Ángel y Carmina por distraer su honda tristeza con amor incondicional y generosidad sin límites. ¡Juntos lo conseguimos!

A mis hermanos y a sus maravillosas familias por adaptar sus vidas a mi necesidad en la adversidad. Gracias a Susana por sus atenciones con mis niñas. A Esther por sus ocurrencias para combatir pesares. Y a Jorge por ser el refugio al que siempre puedo regresar.

A mis tíos, José María y Tere por ser un referente en tantas cosas. Gracias por estar siempre.

A mis suegros, Antonio y María por regalarme lo mejor de mi vida y ser el espejo donde podré mirarme cada día.

A mi grandísima familia por sus muestras de cariño y apoyo en la distancia.

A mis abuelos Esteban, Adelita, Paco y Herminia que marcaron mi vida hasta la eternidad y cuyo recuerdo me hace ser mejor persona.

A Elisa, Yoli y Pilar por el aliento, por tantas horas de sonrisas y lágrimas, por sostenerme cuando todo se tambaleaba.

A mis ángeles en la tierra, Marisa, Vicente, Carmen y Cristina gracias por iluminar mi vida. Gracias por cuidarme y acompañarme cada día. ¡Sois un regalo del cielo!

A mi otra familia, la que elegí, mis queridos amigos. Gracias a todos los que me alimentasteis, rezasteis o convertisteis La Paz o mi casa en un jardín. Gracias a los que no sabíais qué decir, a los que os emocionabais con cada logro. Gracias por llevarme en vuestro corazón.

A Fernando Primo por ser para mí un ejemplo de cómo afrontar los retos importantes de la existencia con grandeza. Su actitud siempre será un soplo de aire fresco en mi camino.

A un hombre valiente y talentoso donde los haya, mi mentor, César Morales que sembró la semilla para que este libro se convirtiera en realidad.

A Ana Sánchez por confiar en el proyecto y apostar por él.

Al Dr. Ramón Velázquez Fragua por su entrega, calidez y disposición absoluta ante el gran desafío. «La gratitud es la memoria del corazón», aunque imposible será agradecerte tanto querido Moncho.

Al Dr. Miguel Amengual por arroparnos y envolvernos cada día con su eterna sonrisa. Mil gracias Miguel.

Al Dr. Ricardo Bernáldez por salvar mi vida. No hay palabras para expresar mi gratitud por su empatía, sensibilidad y grandes dosis de paciencia. Mi agradecimiento eterno por regalarme otra oportunidad al lado de mi familia.

Al Dr. Antonio Del Palacio por su trato impecable y compartir conmigo el significado entrañable de las manos de Dios en la tierra.

Al Dr. Luis Alberto Glaría por prepararme a conciencia para lo que venía y estar presente para allanar los baches. Mi profundo agradecimiento por sacar mi lado resiliente en el peor momento.

A la Dra. Beatriz Castelo por su serenidad y dulzura en la tormenta.

A la Dra. Alba Colmenar y el Dr. Abraham Ocanto por enseñarme a jugar con otras reglas para equilibrar el desasosiego. Mi más sentida gratitud por impulsarme a transitar con esperanza la oscuridad.

Al Dr. Guillermo Parra Sánchez por su afecto, humor y cercanía. Mil gracias Guillermo por poner ruedas en mi pie para continuar el ascenso.

A la familia Velázquez Fragua por su cariño y entrega constante. Gracias, estimada «familia».

A Raquel García, mi fisioterapeuta, por su dedicación y perseverancia en mi rehabilitación. Gracias Raquel por abrir, además, la brecha por donde debía entrar la luz.

A Judith Díaz, sin cuyo trabajo y cuidados no hubiera sido posible nada de esto.

A Patricia Ruiz de Navamuel por su generosidad y toque mágico para retratarme con naturalidad.

A mis editores, Manuel Pimentel y Ana Valverde, por hacer posible este maravilloso sueño.

A todos aquellos que desde la fragilidad de su enfermedad nos inspiran y conmueven para superarnos y llegar a ser nuestra mejor versión.

A la memoria de todos los valientes que a causa del cáncer se fueron antes, especialmente a mis cuñados Rafa Primo, Javier Ballovar y a mi suegro, Antonio Primo, viviréis por siempre en mi corazón.

A la AECC de Palencia por la extraordinaria labor que desarrolla. Por el intenso trabajo, esfuerzo y compromiso de su directiva, equipo profesional y humano. Mi particular homenaje a quienes dan lo mejor de sí mismos para servir a los demás. Mención especial merece uno de sus pilares fundamentales, su Presidenta, Rosa María Andrés Carvajal, por su empuje, perseverancia y amor profundo por los ideales de la asociación.

A los que casi no me conocíais, pero contuvisteis la respiración confiando que las plegarias surtiesen efecto. Gracias, gracias y mil veces gracias.